初心者でもすぐにできる

フリー統計ソフト
EZR
Easy R
で
誰でも簡単統計解析

改訂第2版

著 神田善伸

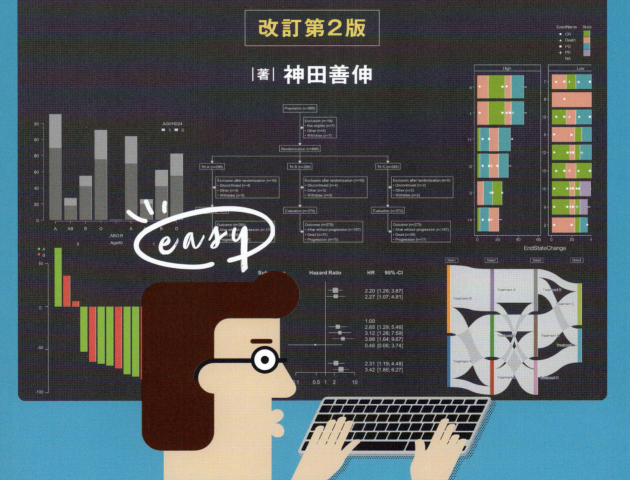

南江堂

改訂2版の序

本書の初版を2014年に発刊して以来，ちょうど10年が経過しました．さらにさかのぼると，初心者がRを簡単に使いこなせるように，という目的でEZR（Easy R）の開発を決意したのが2010年10月30日，ベータ版を公開したのが2011年春，そして正式版を自治医科大学附属さいたま医療センターのホームページにアップロードしたのが2012年の初めのことになります．この頃は，日本血液学会や日本造血・免疫細胞療法学会の仲間内で使ってもらえれば，ぐらいの感覚でしたが，想定外の多くのユーザーに好評をいただきました．EZRの開発，使用法を紹介した論文（"Investigation of the freely available easy-to-use software 'EZR' for medical statistics." Bone Marrow Transplantation 2013: 48, 452-458）の被引用回数は2023年11月29日に1万回を超えました．2024年7月1日時点のWeb of Science社のデータによると，この論文の被引用回数は2013年に発表された全ての論文（約178万5千編）の中で第9位，2010年以降に発表された血液学カテゴリーの全ての論文（約43万編）の中で第1位となります．引用した論文の学術領域は腫瘍学が18.3％，血液学が12.0％，外科学が10.7％，消化器肝臓学が6.9％と多岐にわたっています．また，大学，医療機関などでの統計学の講義にも広く用いられており，最近は海外からの問い合わせも多くなりました．

本書はEZRの解説書の中でも，初めて統計解析にチャレンジする，というような初心者層を意識して執筆したものです．おかげさまで多くの読者にご活用いただくことができましたが，この10年の間にEZRもバージョンアップを重ね，書籍の内容と最新のバージョンのEZRの実態があわない部分がでてきましたので，改訂を行うこととしました．その中でも大きな変更点はWindows版での文字コードの変更です．以前に作成したファイルを読み込む際などに問題を生じる可能性がありますので，「文字コードについての注意」をご参照ください．また，新しく追加されたグラフ作成機能の詳細な使用方法を掲載しました．学会，論文発表などで役に立つことと思います．その他にも，本書全体をみわたして，EZRの変更点に対応させたり，よりわかりやすい表現にしたり，と丁寧に改訂作業を行いました．

引き続き，EZRおよび本書が皆様にご愛用いただけることを期待しています．

2024年7月

自治医科大学附属病院・附属さいたま医療センター血液科

神田　善伸

初版の序

　おそらく，本書を手に取られている人の多くは医療関係者ではないでしょうか．医療にたずさわる中で，さまざまな場面で疑問が生じると思います．はたしてこの検査はこの患者さんの診断に役に立つのだろうか？　この新しい治療法と従来の治療法のどちらがこの患者さんの予後を改善するのだろうか？　などなど．このような日常診療で生じた疑問（クリニカルクエスチョン）について，既存の研究結果（エビデンス）を参照しながら考えて診療を実践するのがEvidence-based medicine（EBM）です．一方，既存の研究結果で解決できない場合には臨床研究が必要になります．臨床研究のためには統計学が必須です．また，臨床研究のような大げさな試みでなくとも，日常診療におけるちょっとしたできごとについても統計解析を加えることで，その意義がより明解になります．

　しかし，統計解析は概して医療関係者にとってハードルが高い存在です．どのようなときにどのような解析手法を用いればよいのか？　解析結果はどのように解釈すればよいのか？　そもそも有意差とはなにか？　統計解析とはなにか？　そして，これらのことが少しわかってきたとしても，実際にどのようにデータを集めて，どのように解析すればよいのか？　世の中にはさまざまな統計解析ソフトが市販されていますが，いずれも高価であったり，操作が難しかったり，わかりやすい解説書がなかったり，と初心者にやさしいソフトがありません．

　そこで，まず無料で，かつ簡単に操作できる統計解析ソフトの作成に着手しました．これはRという定評のある無料統計解析ソフトをもとにしています．Rをマウス操作だけで簡単に解析を行うことができるようにするRコマンダーをRに導入し，さらに医療分野でしばしば必要になる統計解析機能を組み込んだ統計ソフトがEZR（Easy R）です．もちろん，医療分野以外でも一般的な統計解析ソフトとして十分な機能を備えています．すでに大学や医療機関の統計学の講義に採用されており，EZRを統計解析に使用した論文も数多く発表されています．

　本書では最初に統計学の基礎的な知識を学んでいただき，次に実際のデータの作成，EZRのインストールなどの準備を進めます．そしてまずはデータをじっくりとながめて要約してから，いよいよ検定に入るという，実際の統計解析の流れに沿って読んでいただくことができます．初心者でも読みやすくなるように難しい内容はCOLUMNや最後のTIPSにまとめてあります．さらに本書を読み終えてEZRのより高度な機能やRについても学んでみたいという場合は上級編である拙著の『EZRでやさしく学ぶ統計学』（中外医学社）にお進みください．そしてEZRの宣教師としてEZR世界征服計画にご協力ください（冗談です．念のため）．

　本書を読むことによって統計解析が皆様に身近なものになり，気が向いたらPCを開いて，ささっと統計解析ができるようになる，そんな一冊になることを期待しています．

　2014年10月

自治医科大学附属病院・附属さいたま医療センター血液科

神田　善伸

CONTENTS

Chapter 1　統計解析の入り口

A	統計解析ってなに？	2
B	データの種類	4
C	データの要約，信頼区間	6
D	群間の比較，P 値とは？	8
E	多重比較の問題	12
F	バイアス	14
G	表計算ソフトでデータファイルを作ってみよう	16

Chapter 2　EZR を始めよう

A	EZR のインストール	22
B	EZR の基本的な操作方法	34
C	サンプルファイルのダウンロード	42

動作確認済OS（2024年7月1日時点）

Windows XP, Vista, 7, 8, 8.1, 10, 11

MacOS　Snow Leopard ~ Sonoma

Linux Ubuntu 11.10 ~ 20.04

インストールの際にはインターネット接続が必要です．

※各製品名は，各社の商標，または登録商標です．

Chapter 3　EZRでデータをながめてみよう ―初級編

A　データファイルを読み込む……………………………………………… **44**

B　解析前のデータファイルを編集する…………………………………… **48**

C　名義変数のデータを要約する…………………………………………… **60**

D　連続変数のデータを要約する…………………………………………… **70**

E　生存期間のデータを要約する…………………………………………… **84**

Chapter 4　EZRで検定してみよう ―中級編

A　独立した2群間の比率を比較する 〜Fisher の正確検定，カイ2乗検定〜……… **90**

B　対応のある2群間の比率を比較する 〜McNemar 検定〜………………… **94**

C　独立した2群間の連続変数を比較する
　　〜t 検定，Welch 検定，Mann-Whitney U 検定〜 **98**

D　対応のある2群間の連続変数を比較する
　　〜対応のある t 検定，Wilcoxon 符号付順位和検定〜……………… **106**

E　独立した3群以上の間の連続変数を比較する
　　〜一元配置分散分析，Welch 検定，Kruskal-Wallis 検定〜 **114**

F　2つの因子で群別化した連続変数を比較する 〜二元配置分散分析〜……… **124**

G　対応のある3群以上の連続変数を比較する
　　〜反復測定分散分析，Friedman 検定〜……………………………… **130**

H　2つの連続変数の相関を評価する……………………………………… **138**

I　2群の生存曲線を比較する……………………………………………… **144**

Chapter 5　EZRでこんなこともできる ―上級編

A　比率についての多変量解析を行う 〜ロジスティック回帰〜…………… **150**

B　連続変数についての多変量解析を行う 〜重回帰〜…………………… **158**

C　生存曲線についての多変量解析を行う 〜Cox 比例ハザード回帰〜………… **166**

D　定性検査の特性を評価する……………………………………………… **174**

E　定量検査の診断への特性を評価する…………………………………… **178**

Chapter 6　EZRのTIPS集 ―学会発表，論文発表への近道

A　新しい変数を作る ･･･ 184
B　きれいなグラフで発表する ････････････････････････････････ 192
C　きれいな表で発表する ･･････････････････････････････････････ 214
D　解析の履歴を保存する ･･････････････････････････････････････ 218
E　論文で使用統計ソフトについて記載する ･･･････････････ 220

付　録

A　EZR の解析機能一覧 ･･ 222
B　サンプルファイル一覧 ･･････････････････････････････････････ 224
C　おすすめの資料 〜本書を読み終えて次のステップに進むために〜 ･･･････ 225

INDEX ･･･ 227

COLUMN

相関と因果関係 ─────────────────────── 11
QQ プロット ───────────────── 76
カイ 2 乗検定の連続性補正 ───────────── 93
ノンパラメトリック検定 ────────────── 105
交互作用 ──────────────────────── 128
直線相関と曲線相関 ───────────────── 143
相関と回帰 ────────────────────── 143
多変量解析とは ──────────────────── 157
ダミー変数とは ──────────────────── 165
比例ハザード性 ──────────────────── 172
多変量解析の独立変数の選択 ─────────── 173
オッズ，オッズ比と確率，相対危険度 ───── 177
変数作成のその他の TIPS ────────────── 190
英語版 EZR，日本語版 EZR ─────────── 217

1

統計解析の入り口

A 統計解析ってなに？

B データの種類

C データの要約，信頼区間

D 群間の比較，P値とは？

E 多重比較の問題

F バイアス

G 表計算ソフトでデータファイルを作ってみよう

A 統計解析ってなに？

　日々の生活の中でも気になるデータってありますよね．スーパーマーケットＡで買うみかんとコンビニＢで買うみかんはどっちが大きいか？電車に乗るときに１両目に乗るのと３両目に乗るのではどちらが座れる確率が高いか？もちろん，医療にかかわる人であれば治療Ａと治療Ｂのどちらが患者さんにとってよい治療か，というのは常に直面する問題です．こういうときに統計解析が役に立ちます．手元にあるデータを統計処理することによって，誰にでも理解できるような客観的なデータとして表現することができます．

　例えばスーパーマーケットＡのみかんは愛媛のみかん農家から，コンビニＢのみかんは和歌山のみかん農家から送られてきたものだとします．いずれも特定のみかん農家の産物ですので常にほぼ均一な品質が期待できますが，その中にも大きさにはいくらかのばらつきがあるはずです．大きいものもあれば小さいものも混じっているかもしれません．人間の感覚は極端なできごとに影響を受けやすいので，買ったみかんの中にたまたま１つか２つ極端に小さいものが混じっていただけなのに，この店のみかんは小さい！というように感じてしまうかもしれません．しかし，本当に知りたいことは，次にみかんを買うときにどちらの店で買うほうが大きいみかんを手にできるかということのはずです（味より量を重視するあなたにとって重要なことです！）．すなわち，これまでに買ったみかんの大きさのデータから，スーパーマーケットＡが販売しているみかんとコンビニＢで販売しているみかんの全体像（これを「母集団」といいます）を知りたいわけです．

　統計解析の目的は，このようにさまざまなばらつきが存在する状況の中で，限られたデータ（「標本」，「サンプル」）から母集団を推測して，より一般的な結論を導き出そうとすることです．もし，１Ｌの牛乳パックのようにしっかりと規格管理されていて，ばらつきがない（あるいは極めて小さい）ものなら統計解析する必要はありませんよね．また，統計解析をしていると気持ちは手元のデータに集中しがちですが，知ろうとしているのは母集団がどのような集団かということです．例えば，選挙の出口調査によって選挙区全体の投票数を予測するような解析をイメージするとよいと思います．

　みかんの例えに戻ると，それぞれのお店で買ったみかんの重さの平均値や標準偏差を計算すれば，その店で販売しているみかんの全体像（それはすなわちそれぞれのみかん農家のみかんの全体像です）が少し見えてきます．そして t 検定で P 値を計算すると，２つのお店のみかんの大きさに本当に差がありそうかどうかを知ることができるのです．

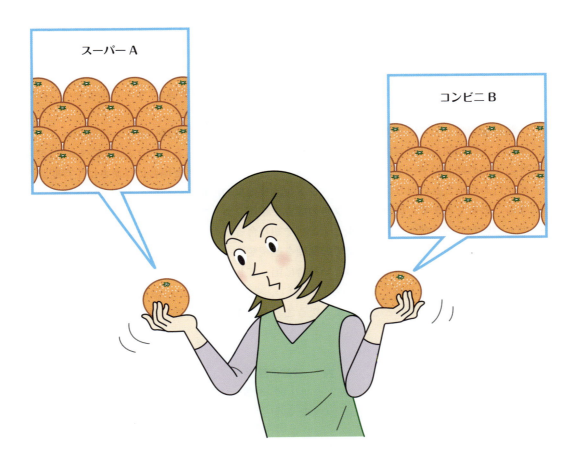

B データの種類

先ほどの例えではみかんの大きさ（重さ）を取り扱いました．みかんの重さは70gのことも
あれば100gのこともあります．さらには70gと71gの間でも，70.1gだったり，70.4gだっ
たりと無限の値をとる可能性があります．このようにデータの間に切れ目がない変数を「連続
変数」といいます．身長，体重，あるいは血液検査の定量値（白血球数，血清AST値など）が該
当します．

尿蛋白の「－」，「±」，「1＋」，「2＋」，「3＋」や，腫瘍の進行度のステージⅠ，Ⅱ，Ⅲ，Ⅳの
ようなデータは各データの間が飛んでいる（例えば尿検査の「1＋」と「2＋」の間に「1.2＋」や
「1.4＋」はない）ので「離散変数」と呼ばれますが，データの間に連続変数と同じように順序づ
けがあるので「順序変数」といいます．一方，「離散変数」の中でも「東京」と「大阪」，「男性」と「女
性」，血液型の「O」，「A」，「B」，「AB」というように順序関係がなく，単に分類を示すデータは
「名義変数」と呼ばれます．名義変数の中でも特に「有効」，「無効」のように2つの値だけをもつ
場合は「二値変数」ということもあります．「順序変数」や「名義変数」はサンプルをいくつかのカ
テゴリーに分類するので「カテゴリー変数」とも呼ばれます．

特殊な変数として医療の分野ではしばしば生存期間のデータを扱います．正確にいうと，必
ずしも生存期間だけを対象とするわけではなく，ある時点からあるできごと（イベント）が発生
するまでの期間のデータです．死亡がイベントとして定義された場合にはまさに生存期間の解
析が行われることになりますが，イベントを治療効果の出現や副作用の出現というように定義
することもできます．男女のカップルの成立を起点，カップルの破綻をイベントと定義して，
友人の紹介で知り合ったカップルとナンパで知り合ったカップルの破綻までの期間を比較する
ことも可能です．イベント発生までの期間を連続変数として扱うこともできますが，解析する
段階でまだイベントが発生していない場合に困ってしまいます（例えば，その時点で34ヵ月だ
としても，今後もっと長くなるかもしれない）．生存期間解析の特徴はこのようなサンプルを
「観察打ち切り」サンプルとしてうまく扱うことができるということです．

表1　変数の種類

連続変数＝あらゆる値をとりうる	例：身長，体重，血圧
順序変数＝値の間が飛んでいる	例：尿蛋白の（－），（±），（1＋），（2＋），（3＋）
名義変数＝順序関係のない分類	例：「有効」と「無効」　血液型の「O」，「A」，「B」，「AB」
生存期間＝あるイベントが発生するまでの期間	例：死亡までの期間，腫瘍消失までの期間

1 統計解析の入り口

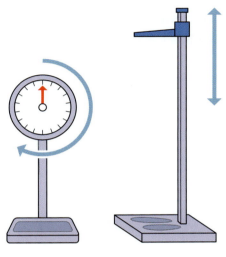

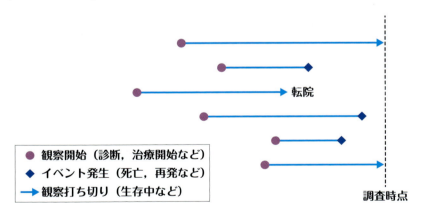

データの要約，信頼区間

　データの羅列を見ても，その集団の特徴をぱっと見ただけで把握することは容易ではありません．そこで，データを要約して提示するとわかりやすくなります．最初の例のみかんの大きさを表すためには重さの平均値が役に立ちます．さらに，大きさにどれぐらいばらつきがあるかを示すには標準偏差が役に立ちます．視覚的に表現するには散布図，ヒストグラム，箱ひげ図などのグラフを描くとよいでしょう．有効と無効の2値の名義変数なら分割表や円グラフなどで視覚化するとともに，比率（有効率）を記すと全体像を把握できます．このように，連続変数の平均値，名義変数の比率で全体のデータを代表させることができるわけです（ただし，正規分布しない連続変数は中央値で代表させるほうがよい．詳細は連続変数の要約のページを参照）．このように母集団をピンポイントの値で代表する値を点推定値といいます．

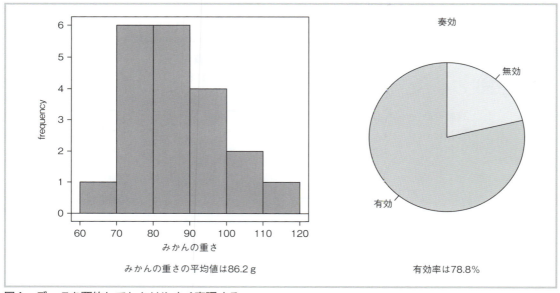

図1　データを要約してわかりやすく表現する
連続変数はヒストグラムと平均値で，名義変数は円グラフと比率で要約することができる．

　しかし，同じ有効率50％でも，6個のサンプルで3個が有効だったという50％と，60個のサンプルで30個が有効だったという50％では信頼性が全く異なります．サンプルの数が少ないと偶然の影響が強く出てしまいます．そこで，区間推定，すなわち，少し幅をもたせた「信頼区間」の計算を行います．信頼区間というのはわかりにくい概念ですが，例えば母集団からサンプルを抽出して95％信頼区間を計算するということを100回繰り返すと，そのうちの95回はその区間の中に真の比率が含まれています．サンプルの数が多くなるほど信頼区間の幅は狭まり，点推定値の信頼度も高まります．例えば，6個のサンプルで3個が有効だった場合の有効率の95％信頼区間は11.8～88.2％と幅が広いですが，60個のサンプルで30個が有効

だった場合の有効率の95％信頼区間は36.8～63.2％と狭まります．なお，信頼区間の計算では95％信頼区間がしばしば計算されますが，95％という数値は慣習上しばしば使われているだけであり，状況によっては99％信頼区間や90％信頼区間が計算されることもあります．これは後述する P 値の有意水準として慣習的に5％が広く用いられていることと同じことです．

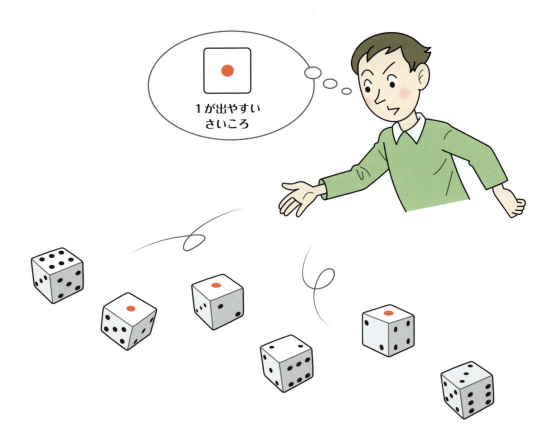

D 群間の比較，P値とは？

　2群を統計学的に比較するには2つのアプローチがあります．1つは2群の差や比の信頼区間を計算することです．2群の差の95％信頼区間が0を含まなければ（図1），あるいは2群の比の95％信頼区間が1を含まなければ有意差があると結論できます（これは$P<0.05$と同等です）．もう1つはP値を計算する方法です．この作業は統計学的仮説検定（あるいは単に検定）と呼ばれます．この2つの方法は同じ統計学的原理と前提に基づいています．

　検定の作業では，まず帰無仮説をたてます．帰無仮説とは，2つの母集団には本当はちがいはなく，観察された結果における2群の差は偶然にすぎないという仮説です．そして，この帰無仮説が正しい場合に，実際に観察された，あるいはそれ以上の2群の差が観察される確率を計算します．この確率のことをP値と呼びます．P値が非常に小さい場合は，帰無仮説が正しくなかったのだと判断し（帰無仮説の棄却），2群に有意な差があると考えるわけです．P値がどれぐらい小さければ有意と判断するかの閾値が有意水準（α）です．αは習慣上0.05（5％）に設定されています．つまり5％ぐらいのエラーは容認せざるをえないという前提ですが，本来は目的に応じて定められるべきであり，状況によっては0.01，0.001などが用いられることもあります．

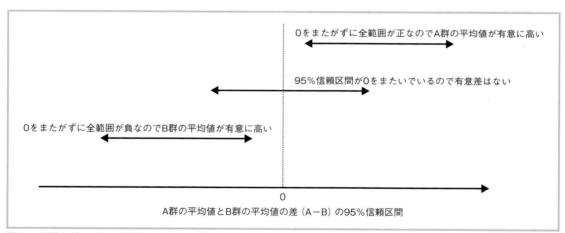

図1　2群の差の95％信頼区間による群間比較
矢印の幅が信頼区間を示す．信頼区間が0をまたいでいない場合に有意差があると考える．

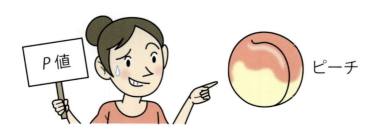

P値がαよりも小さければ有意差があると判断するわけですが，すると帰無仮説が実際には正しいにもかかわらず，それを棄却してしまうエラー（過誤）を生じる確率もαとなります．このような過誤を第Ⅰ種の過誤（αエラー，本当は差がないのに有意差があると結論してしまう誤り）といいます．逆に実際には帰無仮説は正しくないにもかかわらず，これを棄却しないエラーを第Ⅱ種の過誤（βエラー，本当は差があるのにそれを有意差として検出できない誤り）といいます．αの値を小さくすると第Ⅰ種の過誤は減少しますが，第Ⅱ種の過誤が増加し，逆にαの値を大きくすると第Ⅰ種の過誤は増加しますが，第Ⅱ種の過誤は減少します．両方の過誤を減少させる唯一の方法はより多くのサンプルを集めることです．サンプルサイズが大きくなればβは小さくなり，すなわち統計学的な検出力（$1-\beta$）は大きくなります．

表1　検定に関連する用語

帰無仮説	比較する母集団の間には差はなく，観察された差は偶然にすぎないという仮説
P値	帰無仮説が真である場合に，実際に観察された，あるいはそれ以上の差が観察される確率
有意水準（α）	P値がどれぐらい小さければ有意と判断するかの閾値
検出力（$1-\beta$）	帰無仮説が偽である場合に，帰無仮説を正しく棄却できる確率
第Ⅰ種の過誤	帰無仮説が真であるにもかかわらず，これを棄却してしまう誤り（本当は差がないのに有意差があると結論してしまう誤り）
第Ⅱ種の過誤	帰無仮説が偽であるにもかかわらず，これを棄却しない誤り（本当は差があるのにそれを有意差として検出できない誤り）

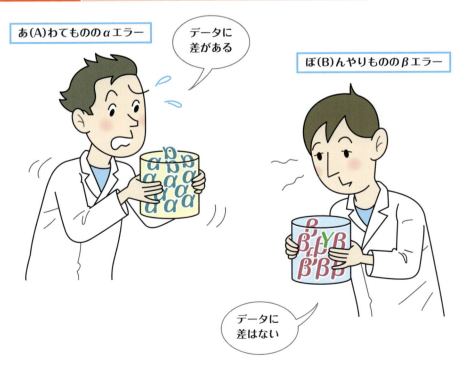

D 群間の比較，P 値とは？

　なお，P 値は観察された差が偶然によるものとして矛盾しないかどうかだけを検討する値で，実際に観察された差の大きさ（エフェクトサイズ）を判断するものではありません．例えば，実質的には意味のないような小さな差であったとしても，サンプルサイズを大きくすることによって有意差として検出される可能性があります．逆に，P 値が小さくなかったとしても，それは有意差を検出することができなかっただけであり，2 群に差がないと結論することはできません．有意差が検出できなかった原因は単にサンプルサイズが小さかったからかもしれないのです．

　2 群の連続変数を比較するための P 値は t 検定や Mann-Whitney U 検定などで計算され，2 群の比率を比較するための P 値は Fisher の正確検定やカイ 2 乗検定で計算されます．検定の方法の詳細は Chapter 4 以降で解説しますが，難しい数式は必要ありません．EZR ならマウス操作だけで検定できます．ただし，それぞれの検定方法を行うための前提条件は理解しておく必要があります．それも解説の中にまとめてあります．

　両側検定の P 値は 2 群に差がないという帰無仮説を検定するものであり，片側検定の P 値は一方の群が他方よりも小さいことがありえないというような場合に，一方が他方よりも大きくないという帰無仮説を検定するものです．特殊な状況を除くと，ほとんどの場合は両側検定の P 値を計算することが適切です．

表2　扱うデータの種類によって統計解析手法が異なる

	扱うデータの種類		
	二値変数	連続変数	生存期間
要約	・分割表	・ヒストグラム ・箱ひげ図 ・散布図	・Kaplan-Meier 曲線
2 群の比較	・Fisher 正確検定 ・カイ 2 乗検定	・t 検定 ・Mann-Whitney U 検定*	・logrank 検定 ・一般化 Wilcoxon 検定
対応のある 2 群の比較	・McNemar 検定	・対応のある t 検定 ・Wilcoxon 符合付順位和検定*	
3 群以上の比較	・Fisher 正確検定 ・カイ 2 乗検定	・分散分析（ANOVA） ・Kruskal-Wallis 検定*	・logrank 検定 ・一般化 Kruskal-Wallis 検定
対応のある 3 群以上の比較	・Cochran Q 検定	・反復測定分散分析 ・Friedman 検定*	
（多変量）回帰分析	・ロジスティック回帰	・単回帰・重回帰	・Cox 比例ハザード回帰

（＊は連続変数のノンパラメトリック検定）．

COLUMN

相関と因果関係

　2つの変数の間に統計学的に有意な関連がみられたとしても，それは必ずしも因果関係を意味するものではないということに注意してください（AとBに有意な相関がみられたからといって，AがBの原因であるとはいえない）．例えば，「毎日しっかりと朝ご飯を食べている人にがんが少ない」という疫学データが出たとしましょう．この結果（相関関係）だけでは，「朝食をしっかりととることががんの発生を抑制する原因である」（因果関係）とはいえません．なぜなら「毎日しっかりと朝ご飯を食べている」ような人は喫煙率が低かったり，他の健康にも気をつかっていたりする人が多いという背景がひそんでいて，実際にはそのような他の生活習慣ががんの発生率に影響している可能性があるからです．また，横断研究などでAとBが同時に調査されている場合にはAがBの原因なのではなく，BによってAが生じているという可能性も考えなくてはなりません．

E 多重比較の問題

　A群とB群とC群で平均値に差がないかを知りたいとしましょう．すぐに思いつくのはt検定でA群とB群の比較，A群とC群の比較，B群とC群の比較を行って，それぞれ$P < 0.05$になるかどうかを調べる方法です．しかし，このように数多くの検定を繰り返すと，少なくとも1つの検定で偶然に$P < 0.05$という結果が得られる確率（αエラー）が上昇します．真の母集団には差がないにもかかわらず，いずれか1つの検定で偶然に$P < 0.05$となる確率は$1-(1-0.05)^3 = 0.14$になってしまうのです．もし，13回の検定を行うとすると，いずれか1つの検定で偶然に$P < 0.05$となる確率は50％に近づきます．これを多重比較の問題といいます．

　この問題を解決するためには，「A，B，Cの3つのすべての群において平均値が等しい」という帰無仮説の検定を行います（平均値の比較であれば一元配置分散分析）．この検定結果が$P < 0.05$となった場合は，すべての群の平均値が等しいとはいえない，という結論になるわけです．しかし，実際にはどの群とどの群の間に差があるかを知りたい場合があるでしょう．その際には多重比較に伴うαエラーの増大を調整するためにさまざまな方法が行われます．

　t検定のαエラーの調整方法としてはTukey法（各群のサンプルサイズが異なる場合はTukey-Kramer法），Dunnett法，Bonferroni法，Holm法などがあります．すべてのペアを比較するのならTukey法の検出力が高く，広く用いられています．Dunnett法はいずれか1つの群を対照として，それ以外の群と比較する場合に用いられます．Bonferroni法は検定全体の有意水準を検定数で割ることによって第I種の過誤を調整する方法ですので，比較するペアの数が多い場合には検出感度が著しく低下します．Holm法はBonferroni法よりもやや感度が高い方法です．なお，EZRでは元々のP値と調整した有意水準を比較するのではなく，P値のほうを調整して元々の有意水準と比較する形式で結果が表示されます．例えばBonferroni法の場合，あるペアの検定が0.02で全体で3つのペアの多重比較を行う場合はP値は3倍の0.06と表示されます．この値と元々の有意水準である0.05とを比較します．

1 統計解析の入り口

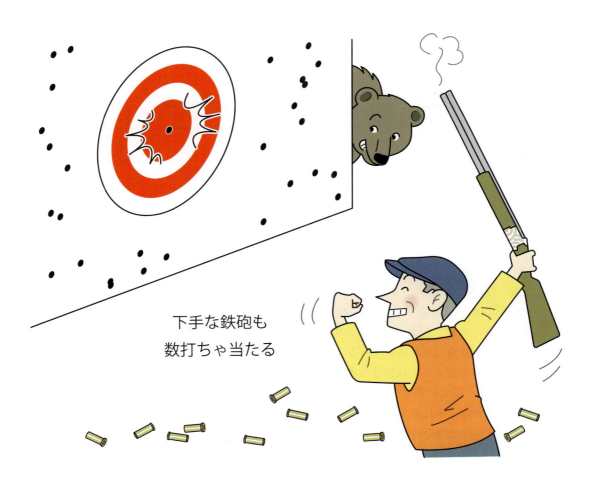

F バイアス

　統計解析の結果は誤差の影響を受けます．測定ごとのばらつきによって偶然に生じるような誤差を偶然誤差といい，これはサンプルサイズを大きくすることによって小さくすることのできる誤差です．一方，何らかの原因によって常に一定の方向に偏ってしまう誤差を系統誤差あるいはバイアスと呼びます．これはサンプルサイズを大きくするだけでは解決することはできません．

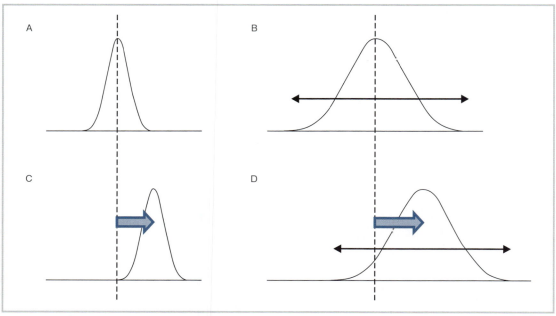

図1　偶然誤差（ばらつき）と系統誤差（バイアス）
精度も正確度も高い測定結果の分布をAとした場合，Bはばらつきの大きい測定結果，Cはばらつきは小さいけれどバイアスの大きい測定結果（右に偏っている），Dはばらつきもバイアスも大きい測定結果．

　バイアスには選択バイアス（selection bias），情報バイアス（information bias），交絡（confounding）によるバイアスなど，さまざまなものが含まれます．例えば大学病院に勤めている甲さんが，疾患Aに対する治療Bの効果を調べようとしている場合，大学病院を訪れる患者さんは重症度が高い，あるいは他の治療の効果が乏しかったというような傾向があるので，一般の患者さんとは特性が異なる可能性があります．このようなバイアスを「選択バイアス」といい，研究結果を一般の患者さんに当てはめてよいかどうかが問題になります．一方，治療①と治療②を比較する場合に，より重症な患者さんに治療②が行われる傾向があったとすると，2つの治療の有効性を正当に比較することはできません．このようなバイアスは「治療選択のバイアス」と呼ばれ，比較結果に影響を与えます．これは後述する交絡の一種です．

情報バイアスは情報収集の過程で生じるバイアスです．例えば2つの治療の効果を比較する場合に，治療効果を判定する医師が実際に行われた治療を知っていると先入観によって効果判定に影響が出てしまう可能性があります．患者さんの自覚症状で治療効果を判定する場合は患者さんが実際に行われた治療を知っていると，やはり情報バイアスが生じる危険性があります．

交絡とは，ある結果に対して，ある因子がどのような影響を及ぼすかを知りたい場合に，第3の因子（交絡因子）が，両者の関係に影響を与えてしまう現象のことです．第3の因子が原因と相関関係があり，結果とも相関関係があるような場合に交絡を生じやすくなります．例えばマッチの所有と肺がんの発症の関連を調べてみると，おそらくマッチの所有者は肺がんの発症が有意に多いという結果になるでしょう．しかし，マッチの所有そのものが肺がん発症の原因になるとは思えません．これは喫煙という交絡因子がマッチの所有と肺がん発症の両者と相関しているために生じる現象です．

バイアスを小さくするためにはさまざまな工夫が必要です．前向き臨床試験の場合は，交絡因子のコントロールとして，無作為割付比較試験を行うことが理想的です．さらに情報バイアスを防ぐために盲検化，すなわち，患者さん，治療者，効果の判定者に実際に行われている治療が知られないようにします．

一方，後方視的研究などで無作為化ができない場合には，各群から背景がそろった患者さんを抜き出してきて比較する（マッチング）方法や，解析の段階でサブグループ解析・層別化解析あるいは多変量解析を行う方法が考えられます．例えばマッチの所有と肺がん発症の研究であれば，喫煙者と非喫煙者に分けて解析すればマッチの所有が肺がん発症に関係していないことは明らかになるでしょう．しかし，複数の交絡因子が存在する場合にはそれぞれの交絡因子でサブグループに分けていくと，各群のサンプル数が小さくなって実質的な解析ができなくなってしまいます．このような場合には多変量解析（p.157「多変量解析とは」を参照）でさまざまな交絡因子の影響を調整することがあります．なお，各サブグループの解析結果をメタアナリシスのような手法で統合する解析方法を層別化解析といいます．

全員で解析するとマッチの所有者に肺がんが多い．

	肺がん＝0	肺がん＝1	Fisher検定のP値
マッチの所有＝0	54	8	0.00926
マッチの所有＝1	22	13	

（0はなし，1はあり）
でも，非喫煙者と喫煙者のサブグループに分けると，
●非喫煙者

	肺がん＝0	肺がん＝1	Fisher検定のP値
マッチの所有＝0	47	4	1
マッチの所有＝1	9	1	

●喫煙者

	肺がん＝0	肺がん＝1	Fisher検定のP値
マッチの所有＝0	7	4	0.718
マッチの所有＝1	13	12	

この2つのサブグループ解析の結果を統計学的に統合するのが層別化解析

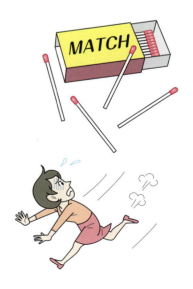

G 表計算ソフトでデータファイルを作ってみよう

1 データファイル作成の基礎

　EZR を起動して直接データを入力してデータファイルを作ることも可能ですが，やはり Microsoft Excel やフリーソフトの OpenOffice の Calc などの表計算ソフトを使用するのが便利です．通常は個々のサンプル（患者さん）のデータを同じ行（1，2，3，・・・）に横に並べていきます．列（A，B，C，・・・）は個々の変数（年齢，性別，治療法など）のデータを入力します．EZR はデータファイル内に日本語（全角文字）を使用することが可能ですが，他の統計ソフトは全角文字を使用できないものも多いので，できれば変数名を含めてすべて半角英数字にするのが無難です（例えば「性別」は「Sex」に，「男性」は「M」，女性は「F」にする）．なお，万が一データファイルを紛失してしまった場合などに備えて，データファイルには氏名，住所，生年月日，病院の ID 番号など，患者さんを特定できる情報は記入しないようにしましょう．

	A	B	C	D	E
1	患者番号	年齢	性別	治療法	奏効
2	1	65	男性	A	有効
3	2	54	女性	A	無効
4	3	67	男性	B	無効
5	4	60	女性	A	無効
6	5	58	男性	B	無効
7	6	71	男性	B	有効
8	7	56	男性	A	有効
9	8	62	女性	B	無効

個々の患者データは横に並ぶ．

図1　Excel を使用したデータファイルの作成

2 変数の定義と変数名

　医療関係者が行う統計解析の場合，過去の患者さんのカルテを調べてデータファイルを作成することが多いと思いますが，実際にデータを集める前に変数の定義をはっきりとさせておきましょう．例えば治療が有効か無効かの判定の定義，有効性の判定日の定義など，定義がしっかりとしていないと，何度もカルテを調べ直すことになってしまいます．また，データを集めた後でどのような解析を行うかをイメージしてデータファイルを作ることも重要です．

　変数名はシンプルなものにしておくほうが解析のときに便利です．例えば，「有効」の定義を完全寛解と部分寛解，「無効」の定義を「不変」と「増悪」にした場合，変数名は単に「奏効」としておきます．そして，最近の表計算ソフトは複数のシートを扱うことができますので，1 枚目のシートに実際のデータを，2 枚目のシートに変数の定義を書いておくとその定義を忘れてしま

う心配がありません．変数名に日本語（全角文字）を使用することもできますが，なるべく半角英数字にするほうが無難です（全角文字が含まれているとExcelからEZRへの読み込みに際してエラーが出ることがあります）．

　変数名の中にカンマ（,）やスペースなどを使うことはできません．変数名の中に区切りをつけたい場合はカンマやスペースではなくアンダースコア（＿）かピリオド（.）を使いましょう．変数名の中に演算子の文字（＋，−，＊，／，＝，!，$，％など）も使うこともできません．さらに変数名の最初の1文字目に数字は使うことはできません．また，解析段階では全角と半角の違いはもちろん，半角の大文字と小文字の違いなども厳密に別のものとして扱われるので注意しましょう．

　年齢などの連続変数の情報は，解析時にカテゴリー化（例えば40歳以上と40歳未満）してから解析する予定だとしても，入力時には連続変数のままで入力しておけばよいと思います．カテゴリー化はEZRに読み込んでから簡単に実施することができますし（p.52「連続変数の名義変数（カテゴリー変数）への変換」を参照），連続変数としての情報が入っていれば，あとでカテゴリー化の閾値を変える（例えば45歳で区切る）ことも可能です．

3 日付の扱い

　観察期間など，日数を扱う場合にも，日付で入力しておけば，EZRに読み込んでから計算することができます．例えば診断から治療終了までの期間であれば，それぞれの日付を「1999-12-21」，「1999/12/31」，「99/12/31」などのような形式で入力しておけばEZRで簡単に日数計算ができます．

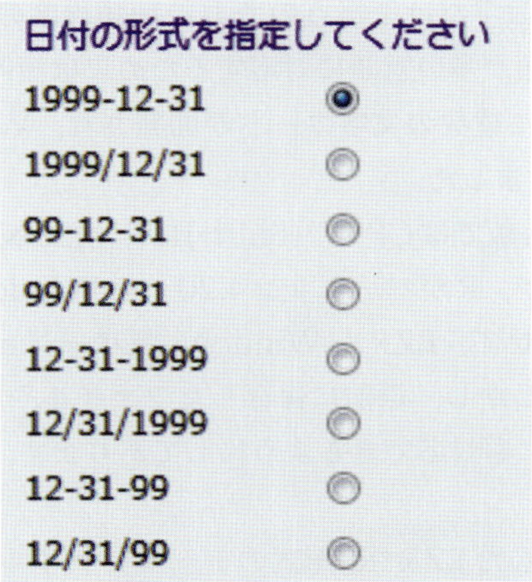

図2　EZRが対応している日付の形式

4 欠損しているデータ

カルテを調べていると，必要なデータが欠けていることがあると思います．このような場合はデータファイルでは単に空欄にしておいてください．EZRに読み込むと，EZRでは欠損値は「NA」(not available)と表現されます．

5 データファイルの保存

EZRはExcel形式のファイルやCSV形式のファイル(テキストファイルで，各データをなんらかの記号[普通はカンマ]で区切ったもの)を読み込むことができますので，これらのいずれかの形式で保存します．ただし，日本語(全角文字)を含むデータはコンピューターの環境(WindowsかMac OS Xか，64ビット版か32ビット版か)によって，Excel形式だと読み込めない場合があるので，その際にはCSV形式で保存しなおしてください．ただし，例えばカンマ区切りのCSVファイルであれば，「，」のところでセルの分かれ目と判断してしまうので，表中にはカンマは使うことはできません．

6 文字コードについての注意

コンピューターは文字を番号に置き換えて扱っています．その置き換えのための対応表のことを「文字コード」といいます．例えば，最もシンプルな文字コードであるASCIIコードでは，「A」，「B」，「C」は65，66，67(16進数で41，42，43)に，「a」，「b」，「c」は97，98，99(16進数で61，62，63)に，「0」，「1」，「2」は48，49，50(16進数で30，31，32)に対応します．ASCIIコードは英数字だけを扱うので100種類程度のコードで充分です．しかし，漢字などのように文字の種類が多い言語に対応するためには複雑なコードが必要になります．そこで，日本語を扱うために複数の文字コードが開発され，WindowsではShift_JIS，MacではUTF-8が使用されてきました．

R(EZR)でもWindows版ではCP932(Shift-JIS)，Mac版ではUTF-8と，異なる文字コードが使用されてきましたが，Rがバージョン4.20からWindows版でもUTF-8を使用するように変更したことに合わせて，EZRもWindows版バージョン1.56からUTF-8を標準とするようになっています．しかし，以前に保存したファイルや，あらたにCP932(Shift-JIS)形式で作成されたファイルにも対応できるようにしてあります．

①以前のEZR(R)で作成したEZR(R)形式のデータファイルを読み込む場合は「ファイル」→「既存のデータセット(CP932：旧Windows形式)を読み込む」で読み込んでください．

②WindowsのExcelでCSV形式のテキストデータとして保存する場合，CSV UTF-8として保存するとUTF-8形式に，単にCSVとして保存するとCP932(Shift-JIS)形式になりま

す．CP932（Shift-JIS）形式のテキストデータ（CSVファイル）を読み込む場合は「ファイル」→「データのインポート」→「ファイルまたはクリップボード，URLからテキストデータを読み込む」のダイアログでファイルエンコード形式を「CP932:旧Windows形式」と指定して読み込んでください．

③CP932（Shift-JIS）形式のスクリプトファイルは読み込む前にNotePad++などのソフトウェアを使用して文字コードをUTF-8に変更する，あるいはEZRの「スクリプトファイル（CP932:旧Windows形式）を開く」で開いてください．R Consoleの「スクリプトを開く」でそのまま開くと文字化けします．

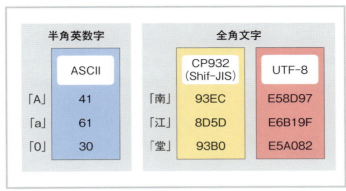

図3　文字コード（16進数表記）の例

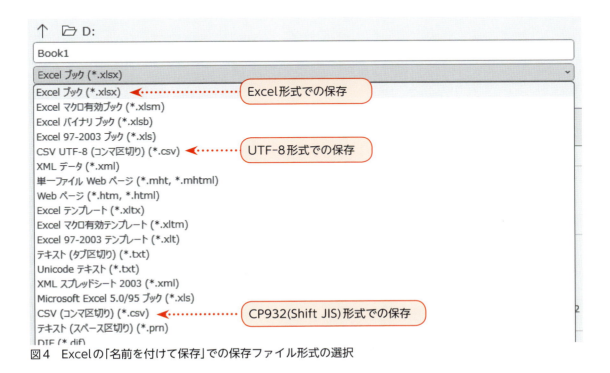

図4　Excelの「名前を付けて保存」での保存ファイル形式の選択

2

EZR を始めよう

A EZRのインストール

B EZRの基本的な操作方法

C サンプルファイルのダウンロード

A EZRのインストール

　EZRというプログラムはフリー統計ソフトのRと，Rの機能を拡張するためのいくつかのパッケージを必要とします．Rはフリーの統計ソフトで，さまざまなパッケージを導入することによって多彩な統計解析を行うことができます．しかし，S言語に基づくスクリプトを入力して解析する必要があるため，扱いにくい部分がありました．Rの追加機能パッケージであるRコマンダーを組み込めば，マウス操作だけで統計解析を行うことができるようになります．しかし，Rコマンダーに標準で組み込まれている統計解析の種類は限定されています．そこで，簡単な操作で，かつ医学研究で必要になるさまざまな解析を実施できる無料統計ソフトを実現するために，Rコマンダーのカスタマイズ機能を利用して，多彩な統計解析機能を組み込んだ統計ソフトを自作しました．それがEZR(Easy R)です．少なくとも，筆者がこれまでに発表してきた数々の臨床研究で行った統計解析手法についてはほぼ網羅しています．研究計画のために必要なサンプル数の計算も可能です．以前にExcelを使って苦労を重ねて行ったメタアナリシスも，このEZRを用いればマウス操作だけで瞬間的に完了してしまいます．

　EZRのインストール方法は，まずRをインストールしてから必要なパッケージをインストールしていく方法と，Windows版の場合は必要なファイルすべてを自動的にインストールしてくれるセットアッププログラムを用いる方法があります．前者の場合は常に最新のバージョンのRやRコマンダーを使用できるメリットがありますが，さまざまなパッケージの更新に伴って動作に支障を生じる可能性があるので，後者の方法のほうが確実かつ簡単で初心者の方にはおすすめします．

　EZRのインストールに必要なファイルは自治医科大学附属さいたま医療センター血液科のホームページの中の「統計ソフトEZR」のページ（https://www.jichi.ac.jp/saitama-sct/SaitamaHP.files/statmed.html）からダウンロードすることができます．Google等の検索エンジンで「EZR」と入力することでもホームページにたどり着くことができます．

　なお，以下の記載は2024年6月1日時点の状況に基づいて記載していますので，EZRのバージョンは1.67，Rのバージョンは4.31，Rコマンダーのバージョンは2.9-1となっています．より古いバージョンのインストールは推奨しませんが，もし希望される場合は自治医科大学附属さいたま医療センター血液科のホームページを参考にしてください．

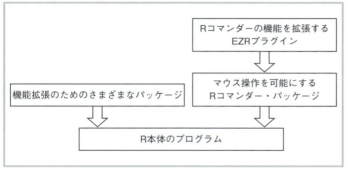

図1　EZRのプログラムの構造
EZRの専用セットアッププログラムを使用すると，すべてが一括でインストールされる．

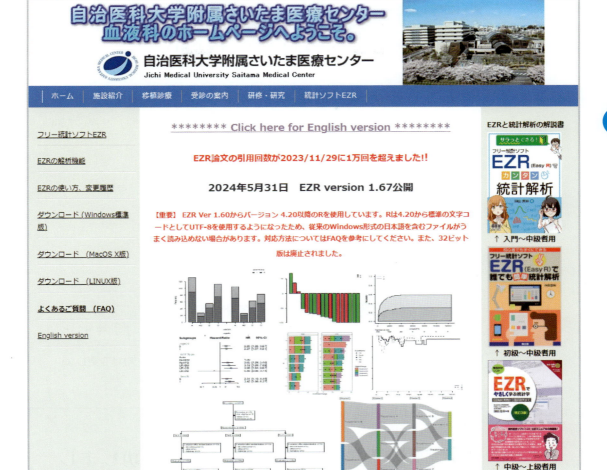

図2　統計ソフトEZRのホームページ

1　Windows用のEZRセットアッププログラムを用いたインストール

①「統計ソフトEZR」のページからさらに「ダウンロード（Windows標準版）」のページを開いてEZRのセットアッププログラムであるEZRsetup.exeを「方法1」に沿ってインストールします．具体的には「Windows版はここをクリックしてダウンロードしてください」の部分をクリックしてセットアッププログラムをダウンロードし，実行します．あとは表示されるメッセージに従っていけば自動的にインストールされます．EZRの標準のインストールフォルダーはC:\Program Files\EZRです．これは特殊な事情がない限り，変更しないことをおすすめします．

すでに古いバージョンのEZRがインストールされている場合は，あらかじめEZRのアンインストールプログラムを使ってアンインストールしておいてください．

A　EZR のインストール

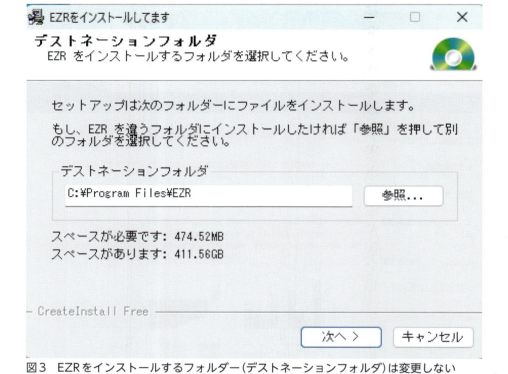

図3　EZRをインストールするフォルダー（デストネーションフォルダ）は変更しない

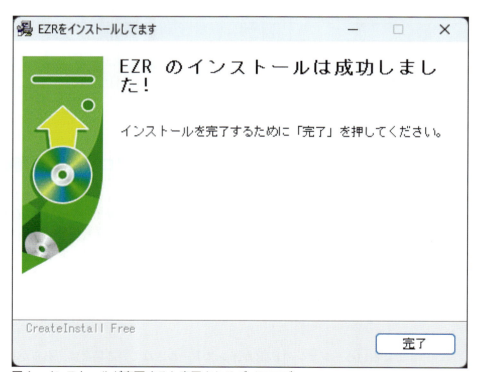

図4　インストールが完了すると表示されるダイアログ

②インストールが完了すると，デスクトップにEZRを起動するためのショートカットが現れます．これをダブルクリックすればEZRが起動します．

　このEZRのショートカットを右クリックしてプロパティを開いてみてください．表示されたダイアログの「ショートカット」のタブをクリックすると図のようになっているはずです．

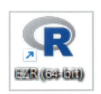

図5　デスクトップに現れるEZRのショートカット

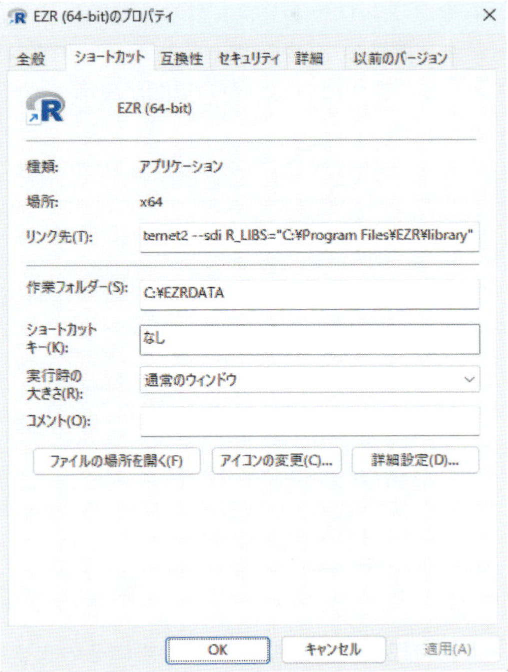

図6　EZRのショートカットのプロパティ

　「リンク先」の欄に書き込まれているのが実行プログラムとその起動オプションです．実行ファイルは，以前は32ビット版もインストールされていましたが，現在は64ビット版のみとなり，実行ファイルは"C:¥Program Files¥EZR¥bin¥x64¥Rgui.exe"で，その後ろに書かれているのが起動時のオプションです．「作業フォルダー」は"C:¥EZRDATA"となっていて，これがデータを保管する規定のフォルダー（データフォルダー）です．データフォルダーを変更したい場合はこの「作業フォルダー」の欄を書き換えてください．

　Windows Vista，Windows 7～11はユーザーアカウント制御がかかっていて，CドライブのProgram Filesフォルダー内にアクセスすることができません．しかし，ショートカットのプロパティで「互換性」のタブから「管理者として実行する」を指定しておけば自動的に管理者として実行されるので，Program Filesフォルダー内にもアクセスできるようになります．

A EZRのインストール

2 Rをインストールしてから必要なパッケージをインストールしていく方法（Windows）

①CRAN（Comprehensive R Archive Network）のホームページ（https://cran.r-project.org/）から，「Download R for Windows」，「base」の順にページを開き，Rをインストールするためのプログラムをダウンロードします（Download R X.X.X for Windowsをクリック，Xの部分はバージョン番号）．ダウンロードしたプログラムを実行するとRがインストールされます．インストールの途中にいくつかの質問が表示されます．

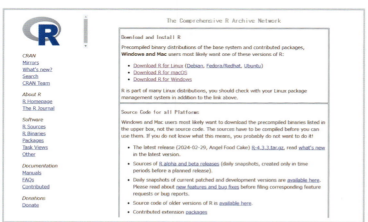

図7　CRANのホームページ

まず，インストール先の指定については変更せずにそのまま「次へ」をクリックしてください．コンポートネントの選択もそのまま「次へ」で問題ありません．しかし，「起動時オプションをカスタマイズしますか？」ついては「はい」に変更してから「次へ」をクリックしてください．

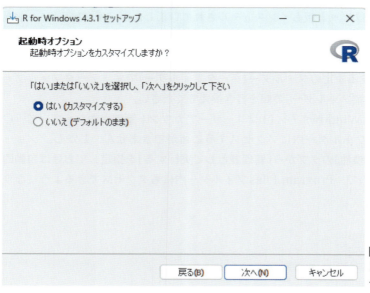

図8　起動時オプションは「カスタマイズする」を選択する

「表示モード」は「MDI」から「SDI」に変更してください．「ヘルプの表示方法」はそのままで構いません．

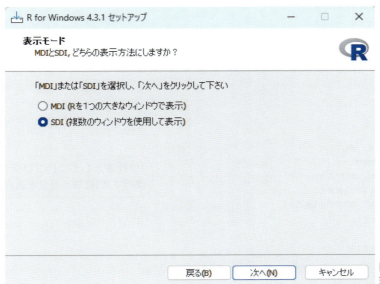

図9　表示モードはSDIに変更する

　以後の質問についてはすべてそのまま「次へ」をクリックしてください．すると，デスクトップにRを起動するためのショートカットが現れます．現在は64ビット版だけがインストールされます．「R X.X.X」というショートカットが表示されます（X.X.Xの部分は実際にはRのバージョンです）．

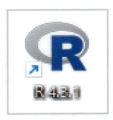

図10　デスクトップに現れるRのショートカット

②デスクトップ上に作成されたRのショートカットを右クリックしてプロパティを開き，「互換性」のタブをクリックして「管理者としてこのプログラムを実行する」を指定して「OK」をクリックしてください．

A　EZRのインストール

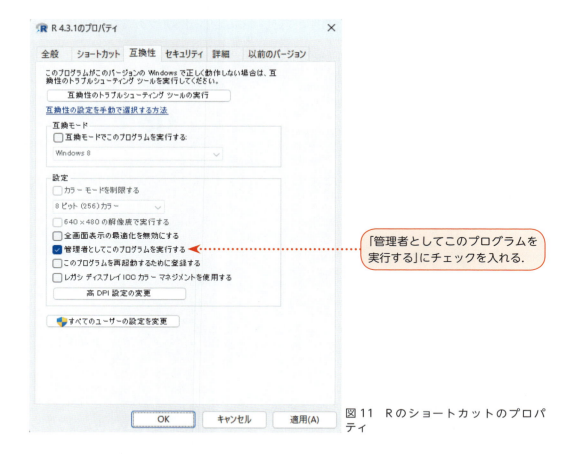

図11　Rのショートカットのプロパティ

③Rのショートカットをダブルクリックするとが起動し，「R Console」と書かれたウィンドウが現れます．表示されている文字の一番下の「>」の後に

install.packages("RcmdrPlugin.EZR", dep=T)

と入力してEnterキーを押します．これによってRコマンダー，EZR，その他の必要なパッケージがインストールされます．
④Rコマンダーを実行するにはR Consoleの「>」の後に

library(Rcmdr)

と入力してEnterキーを押します．Rコマンダーを初めて起動する際には必要なパッケージのインストールについてたずねられるので「はい」を選んでください．この作業でエラーが出るようでしたら，R Consoleの中の「>」の後に

install.packages("Rcmdr", dep=T)

と入力してEnterキーを押して必要なパッケージをインストールしてから④を繰り返してください．
⑤Rコマンダーが起動したら，そのウィンドウのメニューから「ツール」→「Rcmdrプラグイン

のロード」としてRcmdrPlugin.EZRを選択し,「再起動しますか?」という問いに「はい」を選ぶとEZRが起動します.
⑥Rのインストールフォルダーの中のetcフォルダー(通常のインストールなら C:¥Program Files¥R¥R- X.X.X¥etc)にあるRprofile.siteファイルを管理者権限で開いて一番下に

> options(Rcmdr=list(plugins="RcmdrPlugin.EZR"))

と書き加えて上書き保存しておくと,Rコマンダーの起動と同時にEZRが起動するようになります.この方法がわかりにくい場合は,EZRを起動した状態で,「ツール」→「Rcmdrオプションの保存」を選択して,そのまま「OK」をクリックすると,作業フォルダーの中に.Rprofileというファイルが作成されます.その中にRコマンダー起動時にEZRを読み込むオプションが書き込まれています.

また,デスクトップ上のRのショートカットを右クリックしてプロパティを開き,「ショートカット」のタブをクリックして,リンク先(T):の欄に書かれている文字の右端に1つスペースを空けて

> R_DEFAULT_PACKAGES="Rcmdr"

と書き加えると,このショートカットをダブルクリックするだけでRコマンダーが起動するようになります.すなわち,これらの両方のオプションを設定することによって,デスクトップのショートカットだけでEZRが起動するようになります.

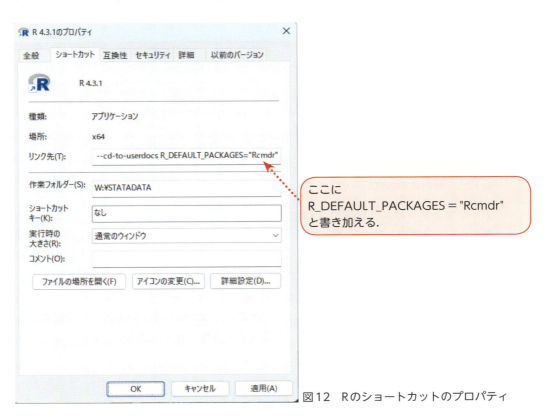

図12　Rのショートカットのプロパティ

A EZRのインストール

⑦同様にデスクトップ上のRのショートカットを右クリックしてプロパティを開き，「ショートカット」のタブをクリックすると，作業フォルダー(S):の欄にEZRのデフォルトのデータフォルダーが書かれています．この欄を書き換えることでデータフォルダーの設定を変更することができます．

3 Rをインストールしてから必要なパッケージをインストールしていく方法(Mac OS X)

①CRAN(Comprehensive R Archive Network)ホームページ の(Download R for Mac OS X)のページからインストーラー(M1～M3のCPUを使用しているMacではR-X.X.X-arm64.pkgを，Intel製CPUを使用しているMacではR-X.X.X-x86_64.pkg)をダウンロードしてメインのドライブにインストールしてください．

図13　CRANのMac OS Xのホームページ

②RコマンダーおよびEZRはX11ウィンドウシステムを使用しますが，Mountain Lion以降のOS Xは標準ではX11がインストールされていません．あらかじめXQuartzプロジェクト(https://www.xquartz.org/)からX11システム(Xquartz-X.X.X.pkg)をインストールしておいてください．インストールしていない場合，最初にRコマンダーを起動するときにインストールを求められます．

③アプリケーションフォルダーの中にRの起動アイコンができているのでRを起動します．開いたRのウィンドウの一番下のコマンドを入力する部分(「>」の表示)に下記のコマンドを入力して，

install.packages("RcmdrPlugin.EZR", dep=T)

30

returnキーを押します．これによってRコマンダー，EZR，その他の必要なパッケージがインストールされます．

　この操作の代わりに「パッケージとデータ」→「パッケージインストーラ」を開いてEZRを「一覧を取得」で検索し，「RcmdrPlugin.EZR」というパッケージを探して右下の「依存パッケージも含める」にチェックを入れて「選択をインストール」をクリックする方法でもインストールできます．

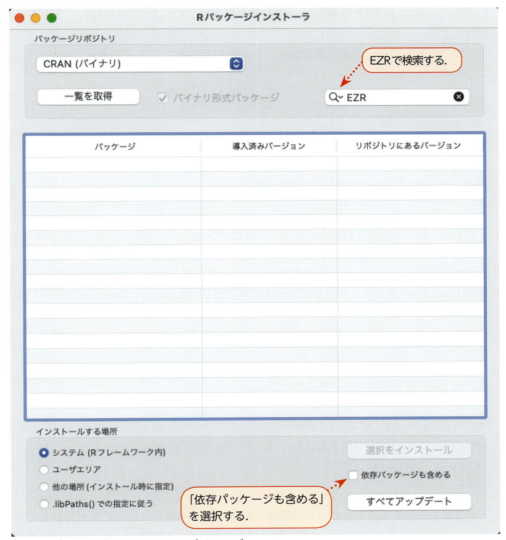

図14　パッケージインストーラのダイアログ

④Rコマンダーを実行するにはR Consoleと書かれたウィンドウの中の「＞」の後に

library(Rcmdr)

と入力してEnterキーを押します．初めてRコマンダーを起動する際にはパッケージのインス

EZRのインストール

トールについてたずねられますので「はい」を選んでください．この作業でエラーが出るようでしたら，R Consoleと書かれたウィンドウの中の「>」の後に

```
install.packages("Rcmdr", dep=T)
```

と入力してreturnキーを押して必要なパッケージをインストールしてから④を繰り返してください．
　次にRコマンダーのウィンドウのメニューから「ツール」→「Rcmdrプラグインのロード」としてRcmdrPlugin.EZRを選択し，「再起動しますか？」という問いに「はい」を選ぶとEZRが起動します．
⑤下記の6行を~/.Rprofileに書き込むとR.appの起動時にEZRが自動的に起動するように設定します．

```
options(Rcmdr=list(plugins='RcmdrPlugin.EZR'))
library(Rcmdr)
local({
old <- getOption('defaultPackages')
options(defaultPackages = c(old, 'Rcmdr'))
})
```

　簡単にこれらの設定を行うためにはアプリケーション/ユーティリティの中にあるターミナルを開きます．そして，OS X版のインストール方法を記したホームページ（https://www.jichi.ac.jp/saitama-sct/SaitamaHP.files/statmedOSX.html）上の画面の##Starts hereから##Ends hereまでをコピーしてターミナルに貼り付けると，~/.Rprofileファイルを作成し，必要な書き込みを自動的に行います．

```
## Starts here
echo "options(Rcmdr=list(plugins='RcmdrPlugin.EZR'))" >> ~/.Rprofile
echo "library(Rcmdr)" >> ~/.Rprofile
echo "local({" >> ~/.Rprofile
echo "old <- getOption('defaultPackages')" >> ~/.Rprofile
echo "options(defaultPackages = c(old, 'Rcmdr'))" >> ~/.Rprofile
echo "})" >> ~/.Rprofile
## Ends here
```

　手作業でファイルを改変するには同様に以下の部分をターミナルに貼り付けることによって，TextEditで.Rprofileファイルを開いて操作します．起動時にエラーが生じる場合はこのファイルの中身を確認して修正してください．

```
## Starts here
open -a TextEdit.app ~/.Rprofile
## Ends here
```

⑥Mac OS XでEZRがうまく起動しない場合は.Rprofileのファイルにエラーがある可能性があります．このような場合は，まず以下の##Starts hereから##Ends hereまでをホームページからコピーしてターミナルをターミナルに貼り付けることによって，TextEditで.Rprofileファイルを開きます．

```
## Starts here
open -a TextEdit.app ~/.Rprofile
## Ends here
```

　そして，すべての行の先頭に半角の＃を加えて上書き保存してから再度EZRの起動を試みてください．この操作を行ってもうまくいかない場合は，一度Rをアンインストールしてください．その際にはライブラリフォルダーの中のFrameworksフォルダーの中にあるR.framework フォルダーも削除してください．その後に再度RとEZRのインストールを試してみてください．

4 トラブルシューティング

　EZRのインストールや解析操作などについて質問がある場合は統計ソフトEZRのホームページから「よくあるご質問（FAQ）」のページを開いてお読みください．特にMac OS Xでインストールがうまくいかない場合や日本語が表示されない場合の対応が詳しく記されています．

B EZRの基本的な操作方法

1 RのウィンドウとEZRのウィンドウ

　EZRを起動すると図のように2つのウィンドウが現れます．1つは左上に「R Console」と書かれたR本体のウィンドウで，もう1つの「Rコマンダー」と書かれたウィンドウがEZRのウィンドウです．実際のマウスでの解析操作はこちらの「Rコマンダー」と書かれたウィンドウだけで行います．

　なお，以下の画面はWindows用のEZRセットアッププログラムを使用してインストールした場合のものです．他の方法でインストールした場合はEZRのライセンスに関する説明が表示されないなどのちがいがありますが，使用方法は同じです．

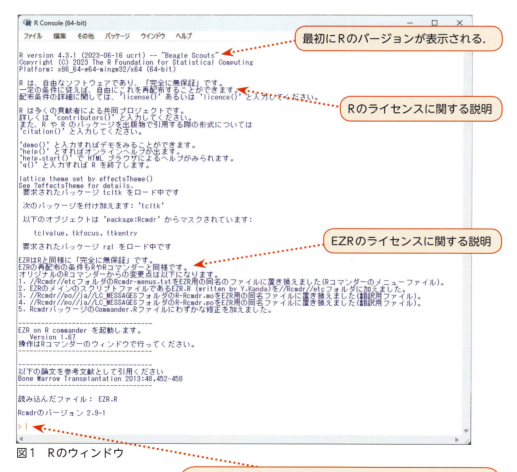

図1　Rのウィンドウ

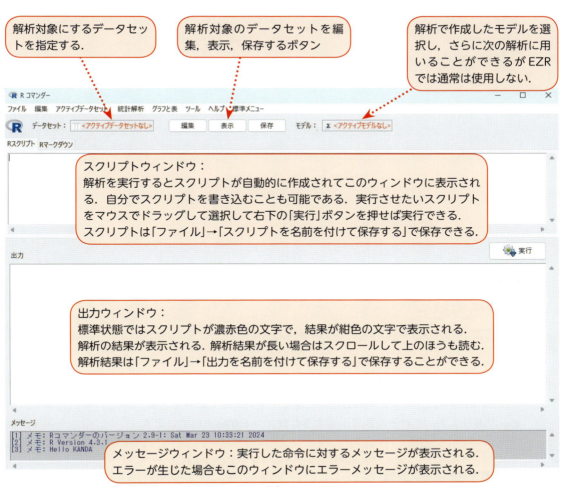

図2　EZR（Rコマンダー）のウィンドウ（Windows版）

B EZRの基本的な操作方法

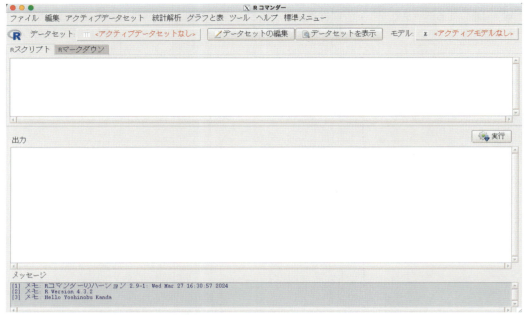

図3　EZR (Rコマンダー) のウィンドウ (Mac OS X版)

　EZRのウィンドウの上部のメニューバーには「ファイル」,「編集」,「アクティブデータセット」,「統計解析」,「グラフと表」,「ツール」,「ヘルプ」,「標準メニュー」の8つのメニューアイテムがあります．それぞれ表に示すようなコマンドが含まれています．

表1　それぞれのメニューアイテムに含まれるコマンド

ファイル	データセット, スクリプトファイルなどの読み込みや保存．EZRの終了
編集	各ウィンドウ内でのコピー＆ペーストや検索
アクティブデータセット	変数や行の操作, 欠損値の操作など, データセットの編集
統計解析	実際に解析を行うさまざまなコマンド
グラフと表	グラフや表を作成するためのコマンドやグラフの大きさなどの設定
ツール	EZRウィンドウ内のフォントの色や大きさなどの詳細な設定
ヘルプ	RコマンダーやEZRの簡単な説明
標準メニュー	元々のRコマンダーに含まれているメニュー

　メニューバーの下にはデータセットを指定するバーがあります．EZRは同時に複数のデータファイルを読み込むことができますが, 実際に統計解析の対象とするのは1つのデータファイル (アクティブデータセット) ですので,「データセット：」の右の枠内をクリックして対象とするデータセットを選択してください．さらにその右の「編集」,「表示」,「保存」のボタンをクリックすると, それぞれアクティブデータセットを編集, 表示, 保存できます．なお, Windows用のEZRセットアッププログラムを使用してインストールした場合は「保存」ボタンも表示されますが, 他の方法でインストールした場合は表示されるのは「編集」,「表示」ボタンだけで,「保存」ボタンは表示されません．データセットは「ファイル」メニューから保存できます．

2 EZRウィンドウの中の３つのウィンドウ

EZRウィンドウの中には「スクリプトウィンドウ」，「出力ウィンドウ」，「メッセージウィンドウ」の３つのウィンドウがあります（図2，3）．一番上のウィンドウが「スクリプトウィンドウ」で，解析を実行するとスクリプト（統計解析を命令するプログラムのこと）が自動的に作成されてこのウィンドウに表示されます．ここに自分でスクリプトを書き込むことも可能です．実行させたいスクリプトをマウスでドラッグして選択して右下の「実行」ボタンを押せば実行できます．また，ウィンドウの中のスクリプトは「ファイル」→「スクリプトを名前を付けて保存する」でファイルに保存することができます．そのファイルを読み込めば，実施した統計解析を再現することができるので，例えば過去に行った解析を振り返ったり，解析が適切かどうかを上級者にチェックしてもらったりすることが可能になります．スクリプトは必ず保存する習慣をつけることをおすすめします．

Rコマンダーのバージョン2.0-0からスクリプトウィンドウに「Rマークダウン」というタブが追加されました．このタブをクリックすると，解析結果をホームページ形式できれいに出力できるようになりますが，高度な技術になりますので詳細は本書では省略します（Chapter 6で簡単に紹介しています）．

二番目のウィンドウが「出力ウィンドウ」です．ここに解析の結果が表示されます．解析結果が長い場合もありますので，スクロールして上のほうも確認してください．解析結果も「ファイル」→「出力を名前を付けて保存する」でファイルに保存することができます．

一番下の小さなウィンドウが「メッセージウィンドウ」です．実行した統計解析に対するメッセージが表示されます．エラーが生じた場合もこのウィンドウにエラーメッセージが表示されますので，思ったような結果が得られなかった場合はこのウィンドウを確認してください．

```
#####既存のデータセットを読み込む#####
load("W:/STATADATA/Tbil20.rda")
#####指定した条件を満たす行だけを抽出したデータセットを作成する#####
Tbil20 <- subset(Tbil20, subset=Age>=40)
library(abind, pos=4)
#####分割表の作成と群間の比率の比較(Fisherの正確検定)#####
Fisher.summary.table <- NULL
.Table <- xtabs(~ABOmajor+AGVHD24, data=Tbil20)
.Table
fisher.test(.Table)
res <- fisher.test(.Table)
Fisher.summary.table <- rbind(Fisher.summary.table,
  summary.table.twoway(table=.Table, res=res))
remove(res)
colnames(Fisher.summary.table)[length(Fisher.summary.table)] <-
  gettextRcmdr( colnames(Fisher.summary.table)[length(Fisher.summary.table)])
Fisher.summary.table
remove(.Table)
```

図4 スクリプトファイルのサンプル
解析ごとに「#####」で始まる説明行が挿入されているので，実施した解析の履歴を確認しやすい．

・37・

3 EZRのダイアログ

　マウスでメニューから解析項目を選択するとその解析のダイアログ(ユーザーがいろいろな設定を入力するウィンドウ)が表示されます．すでに同じダイアログで解析が行われていた場合は，前回の解析時の設定がそのまま反映されます(アクティブデータセットに変更が行われるとリセットされます)．解析の詳細な設定はこのダイアログで指定します．必要な変数を指定して，さらにグラフ描画などのオプションも指定します．一部のサンプルだけを解析対象にしたい場合はその条件式を入力します．

　そして，ダイアログの下部にあるボタンをクリックすることで解析が実行されます．「OK」をクリックすると通常どおり解析が実行され，ダイアログは閉じられます．「適用」をクリックすると解析を実行した後にもう一度同じダイアログが開きます．「リセット」をクリックすると変数やオプションの設定が初期値に戻ります．「ヘルプ」をクリックするとその統計解析にかかわる重要なRの関数についての説明ページ(英語)が開きます．「キャンセル」をクリックするとそのままダイアログが閉じます．

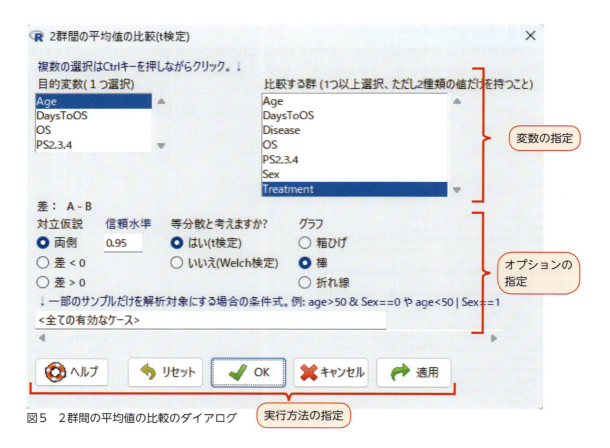

図5　2群間の平均値の比較のダイアログ

4 EZRの設定の変更

▶ ツール
　▶ オプション

　EZRの設定は「ツール」→「オプション」で変更することができます．「他のオプション」の「タブ」の中に「変数名をアルファベット順でソート」の選択があります．標準ではアルファベット順でソートするという状態になっており，さまざまな解析メニューで変数を選ぶ際にも，変数名は並べ替えられた状態で表示されます．このチェックをはずしてEZRを再スタートすると，元々のデータファイルの項目が左から順に表示されます．また，「フォント」のタブではさまざまなフォントが指定できますので，好みに合わせて変更してください．
　変更した設定はR本体を終了するまでは維持されますが，Rの次回起動時には元の設定に戻りますので，設定を保存したい場合は「ツール」→「Rcmdrオプションの保存」で保存しておいてください．設定内容はデータフォルダーの中の.Rprofileという名前のファイルに保存されます．このファイルを削除すると設定は元に戻ります．

▶ グラフと表
　▶ グラフの詳細設定

　「グラフと表」→「グラフの詳細設定」を選ぶと，グラフの描画の様式について選択することができます．グラフの大きさ，形状（縦長，横長），線の太さ，文字のフォントなどを設定できます．設定を選択してOKをクリックすると，その設定に沿ったサンプルのグラフが表示されます．グラフの設定は再スタートしなくてもすぐに変更されますが，EZRを再スタートすると元の設定に戻ってしまいます．なお，グラフの大きさや形状はグラフを描画した後にウィンドウの枠をドラッグすることでも変更できます．

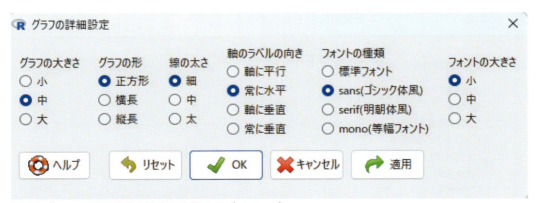

図6　グラフの描画形式の設定を変更するダイアログ

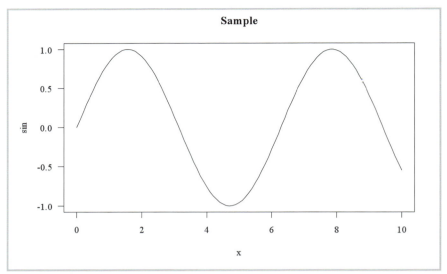

図7　サンプルのグラフが表示される

▶ グラフと表
　▶ グラフの色の系統の変更
　▶ グラフの色の詳細設定

　EZRの標準の配色は黒，赤，緑，青，水色，紫，黄，灰の順に設定されていて，複数の群の色分けを行う場合にはこの順に色が割り付けられます．例えば2つのグループを色分けする場合は黒と赤になります．この配色を変更したい場合は「グラフと表」→「グラフの色の系統の変更」や「グラフと表」→「グラフの色の詳細設定」でグラフに描画される色を変更することができます．また，現在のRの標準色は少しくすんだ色の設定になっていますが，以前の鮮やかな標準色を選択できるようになっています．カラーを使用することができない場合はグレイスケールへの変更が必要になります．しかし，8段階にすると濃度の見分けが難しいので4段階までのグレイスケールが現実的かもしれません．

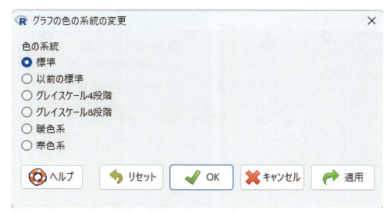

図8　グラフの色の系統の変更のダイアログ

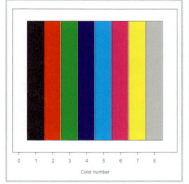
図9　以前の標準の配色

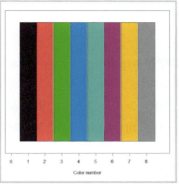
図10　標準の配色

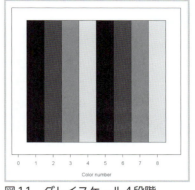
図11　グレイスケール4段階

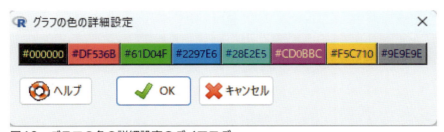
図12　グラフの色の詳細設定のダイアログ
各色の四角をクリックすると色の設定を変更できる．

5 EZRの終了

▶ ファイル
　▶ 終了
　　▶ コマンダーを
　　▶ コマンダーとRを

　EZRを終了するときは「ファイル」→「終了」から「コマンダーを」あるいは「コマンダーとRを」のいずれかを選んでください．「コマンダーを」を選択するとRコマンダーが終了しますがRの本体のプログラムは残ります．この場合はRのウィンドウで「>」の後に「Commander()」と入力するとEZRが再起動します．「コマンダーとRを」を選択するとR本体も終了します．
　終了する前にデータファイルを保存することを忘れないようにしてください．データファイルが読み込まれていると，「アクティブデータセットを保存？」という質問が来ますので，まだデータファイルを保存していない場合は「Yes」をクリックしてデータファイルを保存してください．ただし，複数のファイルを開いている場合はアクティブデータセットに指定しているデータしか保存されないことに注意してください．あらかじめそれぞれのファイルを順にアクティブデータセットに指定して，「ファイル」→「アクティブデータセットの保存」で保存しておいてください．

C サンプルファイルのダウンロード

　本書では実際にデータファイルを使用しながらわかりやすくEZRの使用法を解説しているため，使用するデータファイルをサンプルファイルとして用意しています．サンプルファイルは自治医科大学さいたま医療センター血液科のホームページ（https://www.jichi.ac.jp/saitama-sct/SaitamaHP.files/sample.html）からダウンロードできます．使用するごとに1つずつダウンロードしてもかまいませんし，一括してダウンロードしてもかまいません．EZRのデータファイル用のフォルダーを作成して，その中に保存しておきましょう．

　Windows版のEZRでは，EZRを起動するアイコンを右クリックしてプロパティを開き，「ショートカット」のタブの中に表示される「作業フォルダー」の欄がデータを保管する規定のフォルダー（データフォルダー）ですので，この欄をご自身のEZRのデータファイル用フォルダーの名前に書き換えてください．Mac OS X版のEZRではR Consoleから「R」→「環境設定」から「起動」のメニューを選んで，初期作業ディレクトリのところにEZRのデータファイル用フォルダーを指定してください．いったんEZRを終了して再起動すると設定が有効になります．

3

EZRでデータを
ながめてみよう
──初級編

A データファイルを読み込む

B 解析前のデータファイルを編集する

C 名義変数のデータを要約する

D 連続変数のデータを要約する

E 生存期間のデータを要約する

データファイルを読み込む

- ▶ ファイル
  - ▶ データをインポート
    - ▶ ExcelまたはAccess，dBaseのデータをインポート
    - ▶ Excelのデータをインポート

　Excelなどの表計算ソフトで作成したデータファイルを読み込むには，そのファイルがExcelファイル形式で保存されている場合は「ファイル」→「データをインポート」→「Excelのデータをインポート」を選択します．ただし，Excelのファイルを読み込む際には，ファイル名に日本語，全角文字が使用されていてはいけませんし，日本語，全角文字を含む名前のフォルダーの中のファイルを読み込むこともできません．

　データファイルを読み込むときに，データセットの名前を指定します．EZRで解析する際にはその名前を使用することになります．データセットの名前も，変数名と同じような制限があります．カンマ(,)やスペースなどを使うことはできませんので，区切りをつけたい場合はアンダースコア(_)かピリオド(.)を使います．演算子の文字(+，-，*，/，=，!，$，%など)も使うこともできません．データセット名の最初の1文字目に数字を使うこともできません．また，そのデータセットの中に含まれる変数の名前と同じデータセット名は使用しないようにしてください．

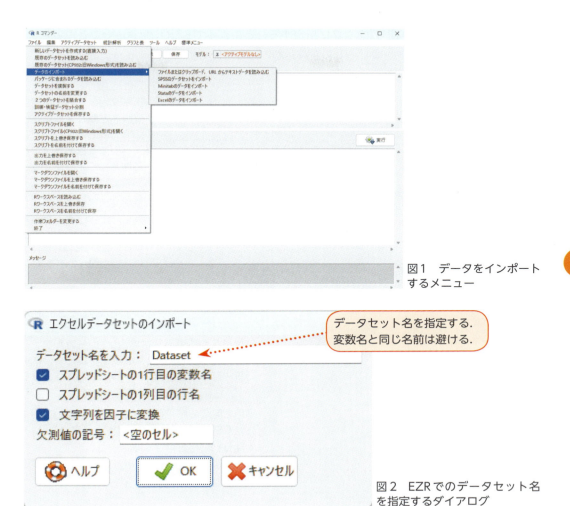

図1 データをインポートするメニュー

図2 EZRでのデータセット名を指定するダイアログ

▶ ファイル
　▶ データをインポート
　　▶ ファイルまたはクリップボード，URLからテキストデータを読み込む

　CSVファイルを読み込む際には「ファイル」→「データのインポート」→「ファイルまたはクリップボード，URLからテキストデータを読み込む」を選択し，「データファイルの場所」はローカルファイルシステム，カンマ区切りのCSVファイルなら「フィールドの区切り記号」をカンマに指定して読み込みます．データセット名は自由に指定することができますが，変数名と同様に演算子（+，−，*，/など）を用いることはできません．

　表計算ソフトから直接コピー，ペーストで読み込むこともできます．この方法はデータファイルの一部分だけを読み込むことができるので便利です．例えばExcelで読み込みたい部分をコピーしておいて，「ファイル」→「データのインポート」→「ファイルまたはクリップボード，URLからテキストデータを読み込む」で「データファイルの場所」をクリップボードに，

A　データファイルを読み込む

「フィールド区切り記号」をタブに指定することによってEZRに読み込むことができます．インターネット上の表をコピーして読み込むことも可能です．

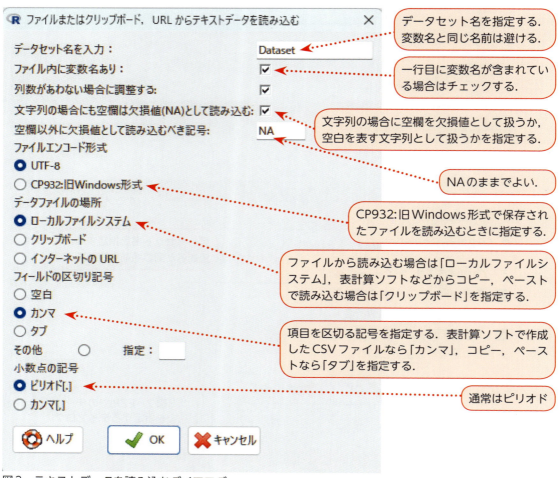

図3　テキストデータを読み込むダイアログ

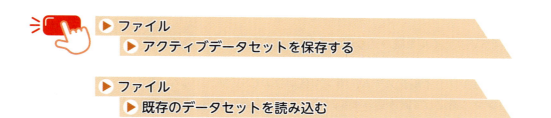

　読み込んだデータセットは，「ファイル」→「アクティブデータセットを保存する」で保存できます．保存したデータセットはRのオリジナルのファイル形式（拡張子が.rda）となり，次回からは「ファイル」→「既存のデータセットを読み込む」で直接的に読み込むことができるようになります．ただし，バージョン1.55以前のWindows版EZRで作成したデータセットは「既

存のデータセット（CP932：旧Windows形式）を読み込む」で読み込んでください．

　後述するようなデータの編集を行った場合には，編集後のデータセットも保存することが可能です．保存しておかないと編集後のデータセットはRを終了した時点で消失してしまいます．編集後のデータセットを保存するか，あるいはデータを編集した作業のスクリプトを保存しておけば編集後のデータセットを再現できます．

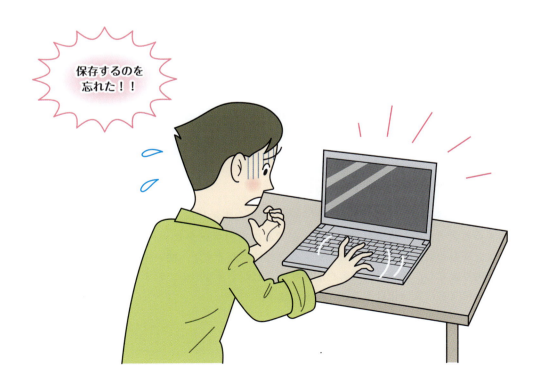

B 解析前のデータファイルを編集する

POINT

- 統計解析を行う前にデータの編集作業が必要です.
- 外れ値や欠損値に対する対応を行います.
- 連続変数は必要に応じてカテゴリー化して名義変数に変換します.
- 計算式を入力して新たな変数を作成することも可能です.
- 一部のサンプルだけを解析対象にしたい場合は, 条件に合うサンプルを抽出したデータファイルを作成することもできます.
- 編集作業が終わったら, データファイルと変換作業のスクリプトを保存しましょう.
- より高度な変数作成を行うにはChapter 6 (p.183〜) を参照してください.

ここでは, 練習用にSurvival.csvファイルを使用してみましょう. これはCSV形式のファイルですので, 「ファイル」→「データのインポート」→「ファイルまたはクリップボード, URLからテキストデータを読み込む」で読み込む必要があります. この際にデータセット名はSurvivalとしておいてください. 実はこのデータファイルは, 後の生存解析のところで使用するSurvival.rdaというデータファイルと同じ内容なのですが, ここでは練習のためにCSV形式ファイルからインポートしてみましょう.

STEP 1 アクティブデータセットの指定

まず, 使用するデータセットをアクティブデータセットに指定します. メニューバーの下の「データセット:」と書かれた右の枠の中をクリックしてデータセットを選択します. 読み込んだデータセットが1つだけであれば, 目的のデータセット名がすでに表示されているはずです.

STEP 2 データファイルの内容の表示

メニューバーの下の中央にある「データセットの表示」あるいは「表示」というボタンをクリックするとデータの中身を表示することができます. 「データセットの編集」あるいは「編集」をクリックすると直接データ内容を変更することは可能ですが, 使い勝手としては表計算ソフトよりも劣りますし, 変更作業内容を記録することができないのでおすすめしません. また, 日本語・全角文字は文字化けすることがあります.

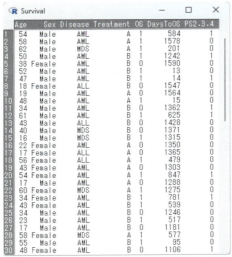

図1　データの表示

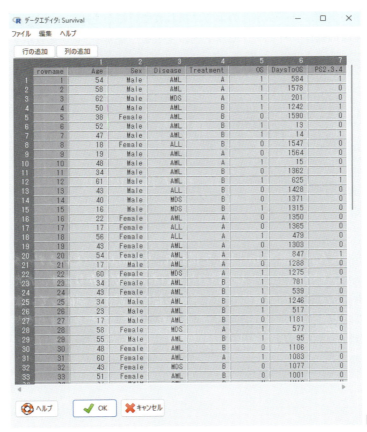

図2　データの編集画面

STEP 3 変数の種類の確認

　EZRがデータを読み込むと，データの内容から自動的に判断して，連続変数は整数（int）あるいは実数（num）として，文字列は因子（factor）として扱います．ただし，連続変数を入力している列に，1つでも文字列が紛れ込んでいると，その列は因子として認識されてしまうため，注意が必要です．逆に名義変数のつもりでグループ「0」とグループ「1」と入力していたとしても，データが数値なのでEZRは連続変数と判断します．なお，一般的な「因子」という用語は連続変数，離散変数の両者を含む場合がありますが，RやEZRでは「因子」は離散変数（名義変数や順序変数）を意味します．

▶ アクティブデータセット
　　▶ 変数の操作
　　　▶ データセット内の変数を一覧する

　データセットの中で実際にデータがどのように扱われているかを知るためには「アクティブデータセット」→「変数の操作」→「データセット内の変数を一覧する」で一覧表示することができます．

```
> str(Survival)
'data.frame': 74 obs. of  7 variables:
 $ Age      : int  54 58 62 50 38 52 47 18 19 48 ...
 $ Sex      : chr  "Male" "Male" "Male" "Male" ...
 $ Disease  : chr  "AML" "AML" "MDS" "AML" ...
 $ Treatment: chr  "A" "A" "A" "B" ...
 $ OS       : int  1 1 1 1 0 1 1 0 0 1 ...
 $ DaysToOS : int  584 1578 201 1242 1590 13 14 1547 1564 15 ...
 $ PS2.3.4  : int  1 0 0 1 0 0 1 0 0 0 ...
```

図3　変数の一覧の表示

　この例では上から順にAgeは整数（int）として扱われ，54,58,62,…というデータが含まれていて，SexやDiseaseは文字列（chr）として扱われていることがわかります．ただし，標準のRコマンダーの解析メニューでは解析に用いる変数の種類を厳密に制限していますが，EZRの解析メニューはこのような制限を解除していますので，変数の種類をあまり意識する必要はありません（例えば群別化する変数は標準のRコマンダーでは因子でなくてはなりませんが，EZRでは「0」と「1」の2値の連続変数でも構いません）．

STEP 4 欠損値や外れ値の取り扱い

▶ アクティブデータセット
　▶ 欠損値の操作
　　▶ 指定した変数の欠損値を数える
　　▶ 全ての変数の欠損値を数える

　診療現場で収集したデータには欠損値（EZRではNAとして表される）が含まれていることがしばしばです．解析しようとするデータにどの程度の欠損値が含まれているかを一覧するには，「アクティブデータセット」→「欠損値の操作」→「指定した変数の欠損値を数える」あるいは「全ての変数の欠損値を数える」とすることで表示させることができます．

　欠損値をどのように取り扱うかについては，まずは欠損値が生じた原因について考える必要があります．特に欠損が偶然に生じているのではない場合に問題を生じます．例えば，ある検査値に欠損値が多く生じていた場合に，特定の状況（例えば深夜や休日など）でその検査が実施不可能であったようなことが考えられます．その特定の状況が結果に影響を及ぼす可能性がある場合は，欠損値を単純に除外するとバイアスを生じてしまいます．

　欠損値の一般的な扱い方には以下のような方法が考えられます．

　1．欠損値を1つでも含むサンプル（症例）は除外する，あるいは個々の統計解析において必要なデータに欠損値のないサンプルだけで解析する．
　（EZRは標準は後者の扱いになります．）
　2．欠損値を1つのグループとして扱う．
　3．欠損値に他の症例の平均値や中央値などの単一の値を当てはめる，または他の独立変数から重回帰，ロジスティック回帰などによって推測される値を当てはめる，あるいは推測値にさらにばらつきを配慮して乱数を発生させた複数の値を欠損値に埋め込んだデータセットをいくつか作成し，それぞれの解析結果を最後に統合する（多重代入法，multiple imputation）．

　通常は1か2の方法で解析します．例えば1つの方針として，5～10％以上が欠損値の場合は2の方法で解析し，5～10％未満なら1の方法で解析するということも考えられます．しかし，1の方法で解析する場合にも，欠損値群と非欠損値群の比較を行って，欠損例の除外が解析に影響していないことを確認するのがよいでしょう．

▶ アクティブデータセット
　▶ 欠損値の操作
　　▶ 欠損値を1つのグループに変換する

　欠損値を1つのグループとして扱うためには，「アクティブデータセット」→「欠損値の操作」→「欠損値を1つのグループに変換する」とします．新しい変数名には元の変数名とは異なる名前を入力します．すると，欠損値は「NA」という文字列に変換され，1つのグループとして扱

B 解析前のデータファイルを編集する

うことができるようになります(このサンプルデータには欠損値は含まれていません).

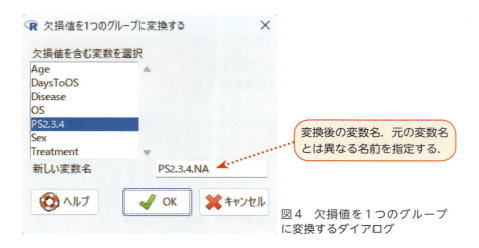

図4 欠損値を1つのグループに変換するダイアログ

　連続変数の場合は他の値から極端にかけ離れた値,いわゆる外れ値がないかどうかについても検討が必要です.まずはデータの分布をヒストグラムや箱ひげ図などでグラフ化してながめてみるのがよいでしょう.外れ値は単に入力ミスによって生じている場合もありますが,他に何らかの理由が隠れている可能性もあるので,単純に除外して解析するのではなく,なぜ外れ値が発生したかの原因を考察することが重要です.解析する際にはノンパラメトリックな解析はパラメトリックな解析と比較して外れ値の影響を受けにくいという特徴があります.

STEP 5 連続変数の名義変数(カテゴリー変数)への変換

　年齢,身長,体重などの連続変数を扱う場合に,数値のまま扱うか,いくつかの群(カテゴリー)に分けて扱うかが問題になります.例えば,年齢をそのまま数値で扱うこともできますが,「40歳以上」と「40歳未満」というように名義変数に変換して扱うことも可能です.どちらがよいかは状況によってちがいます.

　もし年齢が生存期間に与える影響を解析するのであれば,年齢をある閾値の上下で2つ(あるいは3つ以上でもかまいません)のカテゴリーに分けて生存曲線を描くと,年齢の影響が視覚的に見やすくなります.連続変数のまま扱うとこのような視覚的な表現はできません.しかし,カテゴリー化するときの問題点は閾値をどのようにして設定するかで結果が変わってくる可能性があることです.閾値としては中央値や,何らかの意味のある数字(例えば正常下限値,正常上限値),過去の研究結果に合わせた閾値などが用いられます.受信者動作特性試験(ROC)曲線を利用して差がつきやすい閾値を設定する(p.178参照)研究もみられますが,恣意的な設定と解釈されることがあります.カテゴリー化のもう1つの問題点として,例えば50歳を閾値とした場合,20歳も49歳も同じように扱われてしまうという欠点は避けられません.

　年齢を連続変数のまま扱えば閾値の問題は解消されます.また,連続変数としてのすべての

情報を活用することができます．しかし，年齢が生存期間に与える影響を連続変数のままで回帰モデル（Cox比例ハザード回帰などのモデル）で解析するような場合は，1歳の差の影響が常に一定であるという前提が必要となります（20歳と21歳の差の影響と50歳と51歳の差の影響が同じ）．また，2群間，3群間の比較のようにわかりやすく結果を明示することができません．結果は「1歳増加するごとにリスクが○○だけ増加する」というような記載になるので理解しにくいかもしれません．

▶ アクティブデータセット
　　▶ 変数の操作
　　　　▶ 連続変数を指定した閾値で2群に分けた新しい変数を作成する

　連続変数を2つの群にカテゴリー化する場合は，「アクティブデータセット」→「変数の操作」→「連続変数を指定した閾値で2群に分けた新しい変数を作成する」を選びます．
　なお，「連続変数を指定した閾値で3群以上に分けた変数を作成する」を選択すると3群以上に分けることも可能です．

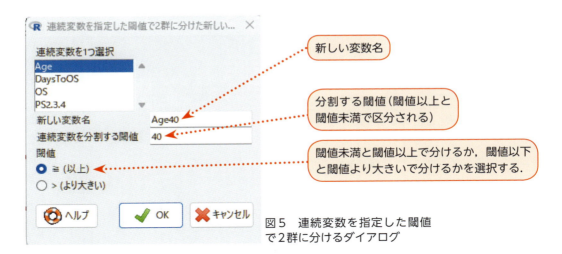

図5　連続変数を指定した閾値で2群に分けるダイアログ

B 解析前のデータファイルを編集する

▶ アクティブデータセット
　　▶ 変数の操作
　　　　▶ 連続変数を区間で区分（閾値は自動設定）

　閾値を自動的に設定してカテゴリー化することも可能です．EZRのメニューから「アクティブデータセット」→「変数の操作」→「連続変数を区間で区分（閾値は自動設定）」とします．

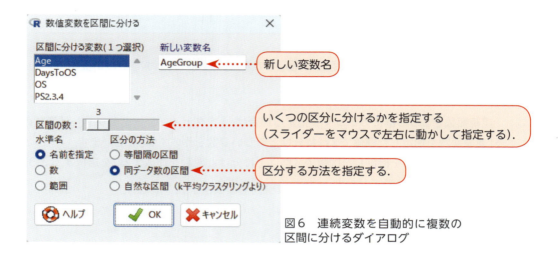

図6　連続変数を自動的に複数の区間に分けるダイアログ

　Ageを各群が同じサンプル数になるように3つのカテゴリーに分けたいのであれば「区間の数」を「3」，「新しい変数名」を「AgeGroup」，「水準名」は「名前を指定」，「区分の方法」は「同データ数の区間」と指定します．

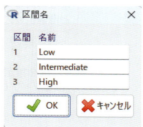

図7　各区間の名前を指定するダイアログ

　例えば「名前」の欄に上から順に「Low」，「Intermediate」，「High」と入力すると，新たに「AgeGroup」という変数が作成され，Low, Intermediate, Highの3種類のデータが入力されます．

STEP 6 計算式の入力による新しい変数の作成

 ▶ アクティブデータセット
　　▶ 変数の操作
　　　▶ 計算式を入力して新しい変数を作成する

　より複雑な計算で新しい変数を作成したくなることもあると思います．例えばある疾患の発症に対して「40歳以上の女性」のリスクが高いのではないかという仮説をたてたとすると，「40歳以上の女性」と「それ以外」の2つのカテゴリーに分けた解析が必要になるかもしれません．そのような場合は「アクティブデータセット」→「変数の操作」→「計算式を入力して新しい変数を作成する」で変数を作成することができます．表示されたダイアログの計算式のところに

ifelse(Sex =="Female" & Age >= 40, 1, 0)

と入力します．これで「40歳以上の女性」なら「1」，「それ以外」なら「0」という変数が作成されます．
　計算式ではifelse()関数が役に立ちます．この関数は括弧の中に順に（条件式，条件を満たす場合の値，条件を満たさない場合の値）というように指定します．条件式では「等しい」は「==」，「異なる」は「!=」，「未満」は「<」，「以下」は「<=」で書きます．「等しい」は「=」ではないことに注意してください．また，「Female」のような文字列は両側に引用符「"」をつける必要がありますが，数値はそのままでかまいません．複数の条件式を組み合わせた条件を設定するには，「AかつB」の場合は「A & B」，「AまたはB」の場合は「A | B」とします（「|」はWindowsならShiftを押しながら「¥」で入力）．例えば「16歳未満か60歳以上」の場合は「1」，それ以外は「0」としたいのであれば

ifelse(Age < 16 | Age >= 60, 1, 0)

となります．
　もちろん，単純な計算式を入力することも可能です．DaysOSという変数の日数を年に変換したければ

DaysOS / 365.25

でよいですし，Height（身長，m単位）とBW（体重，kg単位）からBMI（Body mass index）の変数を作りたければ

BW /(Height ^ 2)

と入力すれば自動的にBMIが計算されます．

B 解析前のデータファイルを編集する

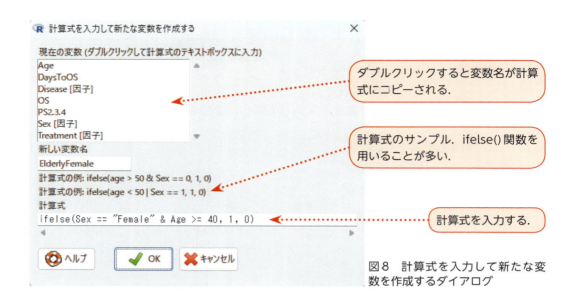

図8 計算式を入力して新たな変数を作成するダイアログ

表1　EZRでよく使う演算子や関数

●演算子				
+	加算（足し算）	−	減算（引き算）	
*	乗算（掛け算）	/	除算（割り算）	
^	べき乗			
●条件式				
==	等号	!=	否定等号（≠）	
>=	以上	>	より大きい	
<=	以下	<	より小さい	
!	否定			
&	論理積	&&	条件での論理積	
|	論理和	||	条件での論理和	
ifelse(条件式, x1, x2)	条件が真の場合にx1を，偽の場合にx2を返す．			
●数学関数				
log(x)	eを底とした自然対数	log10(x)	10を底とした常用対数	
exp(x)	指数関数（e^x）	sqrt(x)	平方根	
abs(x)	絶対値	trunc(x)	整数部分	
floor(x)	小数点以下を切り捨て	ceiling(x)	小数点以下を切り上げ	
round(x,y)	小数点下y桁で四捨五入	sum(x)	総和	
mean(x)	平均	sd(x)	標準偏差	
var(x)	不偏分散	median(x)	中央値	
min(x)	最小値	max(x)	最大値	

STEP 7 データファイルから一部のサンプルだけを抽出した
データファイルの作成

 ▶ アクティブデータセット
　　▶ 行の操作
　　　▶ 指定した条件を満たす行だけを抽出したデータセットを
　　　　作成する

　データファイルの中の一部のサンプルだけを解析対象としたいような場合があると思います．解析方法によっては解析段階で対象とするサンプルの条件を指定することもできますが，解析の都度，条件式を入力するのは手間になりますので，あらかじめ対象とするサンプルだけのデータファイルを作成するほうが便利です．その場合はEZRのメニューから「アクティブデータセット」→「行の操作」→「指定した条件を満たす行だけを抽出したデータセットを作成する」として新たなデータセットを作成することができます．

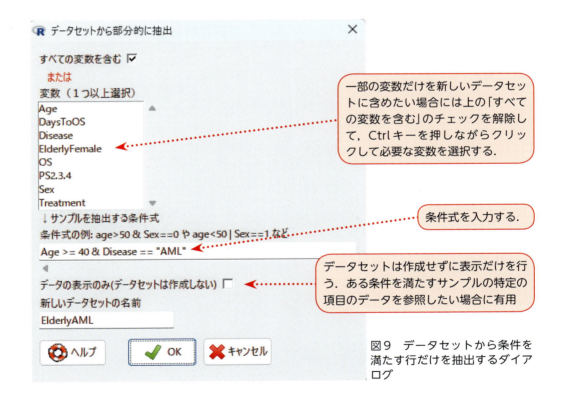

図9　データセットから条件を満たす行だけを抽出するダイアログ

B 解析前のデータファイルを編集する

　「サンプルを抽出する条件式」の欄に対象とするサンプルを抽出するための条件式を入力します．例えば，40歳以上（Age>=40）で疾患が急性骨髄性白血病（AML）のサンプルだけを抽出したいのであれば，

Age >= 40 & Disease =="AML"

と入力します．「新しいデータセットの名前」は，＜アクティブデータセットと同じ＞のままにしておくと上書きされてしまうので，通常は別のデータセット名を入力するほうがよいでしょう．「すべての変数を含む」にチェックを残しておくと新しいデータセットにすべての変数が含まれますが，一部の変数だけを使用するのであれば，「すべての変数を含む」のチェックをはずして，下の「変数（1つ以上選択）」の中で必要な変数を指定してください．

STEP 8 データセットの保存

- ▶ ファイル
  - ▶ アクティブデータセットを保存する

「データファイルの読み込み」のところにも記載しましたが，データセットの保存は「ファイル」→「アクティブデータセットを保存する」，あるいは「アクティブデータセット」→「アクティブデータセットの更新・保存」→「アクティブデータセットを保存」で保存できます．

既存のデータファイルに編集を行った場合は，あらためて別のファイルとして保存するか，あるいはデータを編集した作業のスクリプトを保存しておいてください．スクリプトを残しておくと，実際に行った編集作業を見直すことができるので便利です．

なお，上記の操作で保存されるのはその時点でアクティブデータセットに指定されているデータセットのみですので，その他のデータセットを保存したい場合は1つずつアクティブデータセットに指定してから保存作業を繰り返す必要があります．

C 名義変数のデータを要約する

POINT

- 名義変数を要約する際には比率を用います．例えば「有効」と「無効」の2値の変数であれば，代表する値は「有効率」になります．
- この有効率に95％信頼区間を加えると，代表値の信頼性もわかりやすくなります．
- 2つの名義変数の関係を要約する場合は二分割表を用います．
- 尿蛋白の程度や腫瘍のステージのように飛び飛びの値をとる場合（順序変数）も名義変数の要約方法を適用できます．
- より視覚的に表現するためには円グラフ，棒グラフなどが利用できます．

例題 1

治療法Aの有効率はどの程度か？

（サンプルファイル名：TreatmentA.rda）

STEP 1 データの確認

ファイルを読み込んで，「データセットを表示」あるいは「表示」のボタンをクリックするとデータファイルの内容が表示されます．データファイルには治療法と奏効（Response，「Yes」は有効，「No」は無効）のデータが含まれています．実はこれは後で使用するTreatmentAB.rdaというデータファイルからTreatment=="A"という条件式でサンプルを抽出したデータファイルです．ですので，行番号が飛び飛びになっているのがわかります．

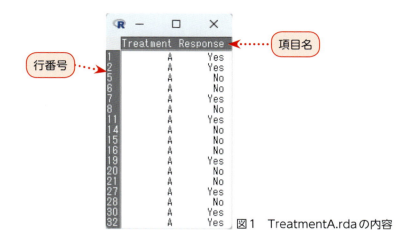

図1 TreatmentA.rdaの内容

STEP 2 データの要約

名義変数を解析するためのメニューは「統計解析」→「名義変数の解析」の中に含まれています．この中で「頻度分布」を選択すると，各変数について，その変数に含まれる値の出現頻度を表示します．「欠損値も表示する」にチェックを入れておけば欠損値の数も把握することができます．

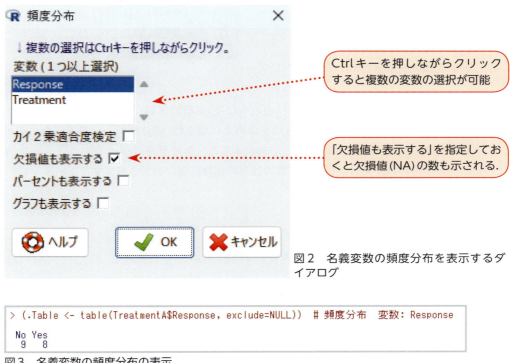

図2　名義変数の頻度分布を表示するダイアログ

```
> (.Table <- table(TreatmentA$Response, exclude=NULL))  # 頻度分布  変数: Response

 No Yes
  9   8
```

図3　名義変数の頻度分布の表示

すると，有効が8例，無効が9例であったことがわかります．有効率は手計算でも8÷(9+8)で簡単に計算できますが，名義変数を要約するには比率の点推定値だけでなく，その信頼区間を示すのがよいでしょう．そこで，「統計解析」→「名義変数の解析」→「比率の信頼区間の計算」として，総サンプル数とイベント数を入力します．

名義変数のデータを要約する

 ▶ 統計解析
　　　　▶ 名義変数の解析
　　　　　　▶ 比率の信頼区間の計算

図4　比率の信頼区間の計算のダイアログ

図5　比率の信頼区間の表示

　すると，比率の点推定値（0.471）とともに95％信頼区間（0.23～0.722）が表示されます．なお，元のデータから直接信頼区間を求めたい場合は「統計解析」→「名義変数の解析」→「1標本の比率の検定」として目的の変数を選択すると，帰無仮説のp0の欄に記入した数値との比較の検定が行われ，同時に目的の変数の比率の信頼区間が表示されます．

 ▶ 統計解析
　　　　▶ 名義変数の解析
　　　　　　▶ 1標本の比率の検定

図6　1標本の比率の検定のダイアログ

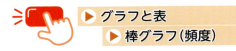

図7　1標本の比率の検定の表示

STEP 3　グラフの表示

視覚的にわかりやすく示すにはやはりグラフを描くのがよいでしょう．名義変数をグラフにするには棒グラフや円グラフが用いられます．「グラフと表」→「棒グラフ（頻度）」とすると棒グラフが表示されます．

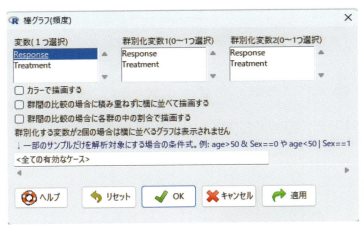

図8　棒グラフのダイアログ

名義変数のデータを要約する

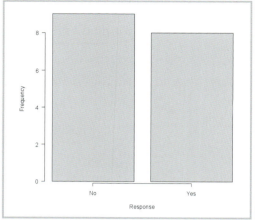

図9 棒グラフの表示

円グラフもよく使われる表現方法です．「グラフと表」→「円グラフ（頻度）」とすると描画できます．白黒で描くか，カラーで描くかを指定します．

▶ グラフと表
　　▶ 円グラフ（頻度）

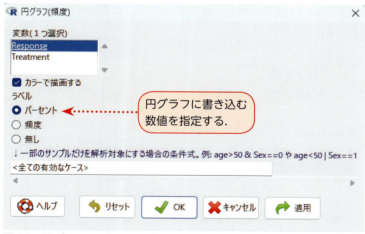

図10 円グラフのダイアログ

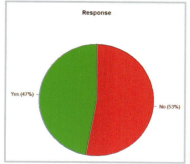

図11 円グラフの表示

> **解答 ①**
>
> 治療法Aの有効率は47.1％，95％信頼区間は23.0～72.2％であった．

例題 ②

治療法A，Bそれぞれの有効率の差はどの程度か？

(サンプルファイル名：TreatmentAB.rda)

STEP 1 データの確認

使用するのはTreatmentAB.rdaというデータファイルで，これは先ほどのTreatmentA.rdaの抽出元のデータです．治療法（Treatment，「A」か「B」）と奏効（Response，「Yes」は有効，「No」は無効）のデータが含まれています．

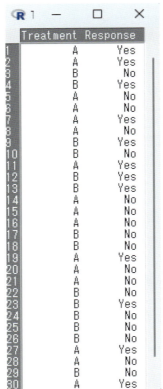

図12　TreatmentAB.rdaの内容

C 名義変数のデータを要約する

STEP 2 データの要約

▶ 統計解析
　　▶ 名義変数の解析
　　　　▶ 分割表の作成と群間の比率の比較

　2つの名義変数の関連を要約するには二分割表を作成します．このコマンドを実行すると，分割表の作成と同時に群間の比率の比較の検定が行われますが，検定のことは後回しにして，ここではとりあえず二分割表をしっかりと見てみましょう．通常は列の変数のところでグループを表す変数を，行のところで結果を表す変数を指定します．

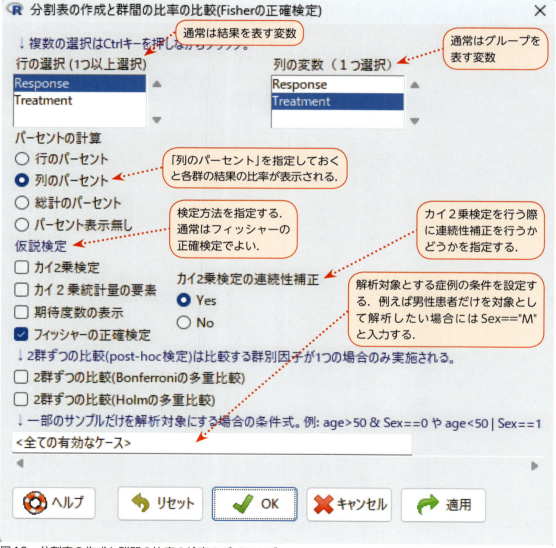

図13　分割表の作成と群間の比率の検定のダイアログ

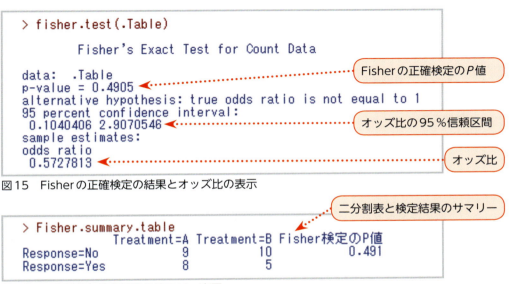

```
> .Table
         Treatment
Response  A  B
     No   9 10
     Yes  8  5

> colPercents(.Table) # 列のパーセント表示
         Treatment
Response      A     B
   No      52.9  66.7
   Yes     47.1  33.3
   Total  100.0 100.0
   Count   17.0  15.0
```

最初にシンプルな二分割表が表示される．

各群の比率がパーセントで表示される．

図14　二分割表の表示

```
> fisher.test(.Table)

        Fisher's Exact Test for Count Data

data:  .Table
p-value = 0.4905
alternative hypothesis: true odds ratio is not equal to 1
95 percent confidence interval:
 0.1040406 2.9070546
sample estimates:
odds ratio
 0.5727813
```

Fisherの正確検定の*P*値

オッズ比の95％信頼区間

オッズ比

図15　Fisherの正確検定の結果とオッズ比の表示

```
> Fisher.summary.table
             Treatment=A Treatment=B Fisher検定のP値
Response=No            9          10           0.491
Response=Yes           8           5
```

二分割表と検定結果のサマリー

図16　二分割表と検定結果のサマリー表示

すると，分割表が作成され，各群の比率のパーセントも表示されます．A群の有効率が47.1％，B群の有効率が33.3％です．さらに比率の群間比較の検定結果を合わせたサマリーの表が表示されます（最初の分割表は出力ウィンドウを少し上にスクロールしないと見えないかもしれません）．

しかし，今回の例題で求められているのは「有効率の差」です．単純に計算すればA群の有効率からB群の有効率を引いて差を計算することはできますが，差の信頼区間はこの解析結果には含まれていません．そこで，少し遠回りしてしまいましたが，「統計解析」→「名義変数の解析」→「2群の比率の差の信頼区間の計算」で計算してみましょう．治療Aが17例中8例が有効，治療Bが15例中5例が有効ですので，そのように入力します．

▶ 統計解析
▶ 名義変数の解析
▶ 2群の比率の差の信頼区間の計算

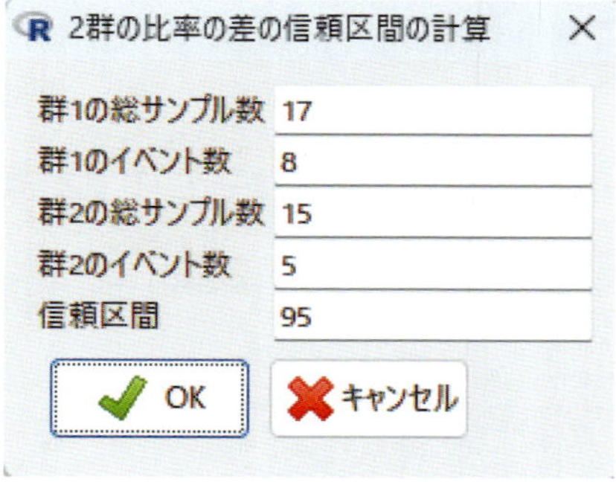

図17　2群の比率の差の信頼区間の計算のダイアログ

```
> #####2群の比率の差の信頼区間の計算#####
> prop.diff.conf(8, 17, 5, 15, 95)
[1] 比率の差       : 0.137
[1] 95% 信頼区間              : -0.199 - 0.474
```

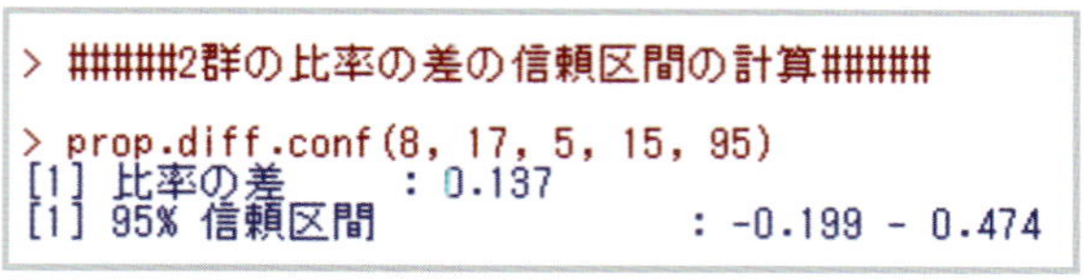

図18　2群の比率の差の信頼区間の表示

すると，有効率の差は0.137で，その95％信頼区間は−0.199～0.474であることがわかります．有効率の差の95％信頼区間が0をまたいでいますので，有意差はないということになります．

STEP 3 グラフの表示

2群の比率をグラフにするには「グラフと表」→「棒グラフ（頻度）」で棒グラフを描くのがよいでしょう．なお，複数の変数で群別化したグラフを描くことも可能です．

▶ グラフと表
▶ 棒グラフと頻度

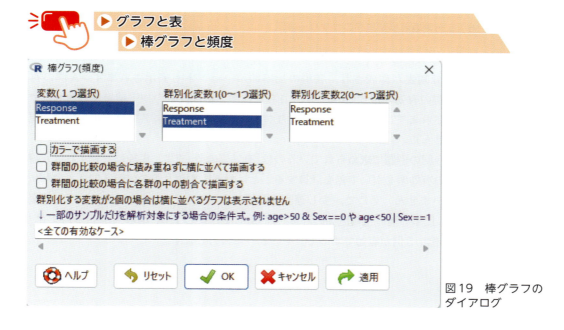

図19　棒グラフのダイアログ

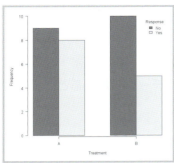 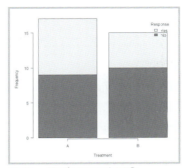 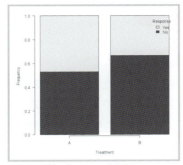

図20　棒グラフの表示①　　図21　棒グラフの表示②　　図22　棒グラフの表示③

「群間比較の場合に積み重ねずに横に並べて描画する」を指定すると，各群の有効，無効を縦に積み重ねるのではなく，横に並べて表示されます（図20）．

「群間比較の場合に積み重ねずに横に並べて描画する」を指定しないと，各群の「有効」，「無効」を縦に積み重ねて表示されます（図21）．

さらに「群間の比較の場合に各群の中の割合で描画する」を指定すると，各群の全体を1として，「有効」，「無効」それぞれの比率で表示されます（図22）．

解答❷

有効率の差は13.7％で，その95％信頼区間は－19.9〜47.4％である

D 連続変数のデータを要約する

POINT
- 連続変数を要約するには平均値を用います．これに標準偏差のデータを加えると，データのばらつきの程度がわかるようになります．
- 平均値も95％信頼区間を示すことができます．
- ただし，データが正規分布に従わない場合は中央値，四分位点，データの範囲などで要約します．
- 尿蛋白の程度や腫瘍のステージのように飛び飛びの値をとる場合（順序変数）は名義変数の要約方法を用いましょう．

例題 1
このリンパ腫の患者群はどのような年齢層の患者さんを含んでいるか？

（サンプルファイル名：sIL2R.rda）

STEP 1 データの確認

　サンプルファイルのsIL2R.rdaはリンパ腫の患者さんのデータです．「Age」が年齢，「sIL2R」は血清可溶性インターロイキン-2受容体濃度（単位はU/mL）で，これは一般にリンパ腫の腫瘍量と相関する可能性のある変数です．

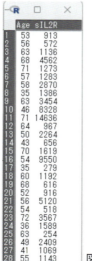

図1　sIL2R.rdaの内容

STEP 2 データの要約

　連続変数を解析するためのメニューは「統計解析」→「連続変数の解析」の中に含まれています．この中で「連続変数の要約」を選択すると，連続変数を要約するためのさまざまな値が表示されます．

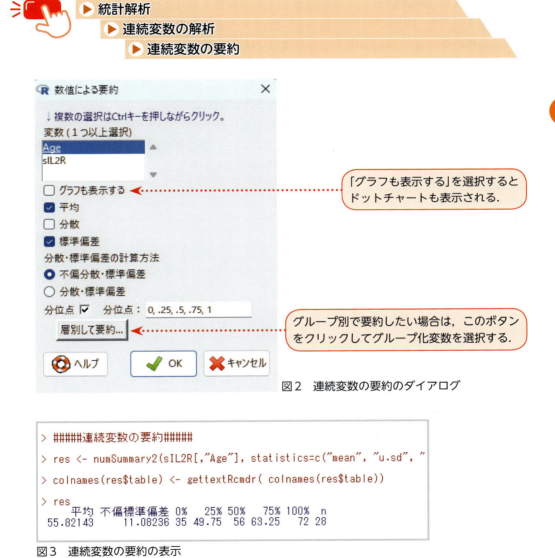

図2　連続変数の要約のダイアログ

図3　連続変数の要約の表示

　表示されている数字は左から順に平均値，標準偏差，最小値，25パーセンタイル値，50パーセンタイル値（＝中央値），75パーセンタイル値，最大値，サンプル数です．平均値はすべての数値の合計をサンプル数で割った値です．中央値は数値を大きさの順に並べたときに中央になる値です（5つのデータがあるのなら小さいほうから3番目のデータ）．パーセンタイル

D 連続変数のデータを要約する

(percentile)値は例えば25パーセンタイル値であれば全サンプルの25％がその値以下であることを示します．25パーセンタイル値から75パーセンタイル値までの範囲を四分位範囲といいます．また，データが平均値からどの程度散らばっているかを表現する値が標準偏差(standard deviation, SD：σ)です．正確にいうと，扱っているデータの中でのばらつきを示すのが「標準偏差」，扱っているデータの真の母集団の平均値からのばらつきを示すのが「不偏標準偏差」です．母集団のバラツキを推測する場合は後者を用います．

これらの数値を用いて，55.82±11.08(平均値±SD)というような要約や，中央値 56(範囲35～72，四分位範囲49.75～63.25)というような要約が可能ですが，データが正規分布に従わない場合は前者の要約方法は適切ではありません．正規分布しない連続変数のデータの例としてプロ野球選手の年俸を考えるとよいと思います．平均値は一部の超高給選手によって引き上げられるため，全体を代表する値としてはふさわしくない値となります．

もし，群別の平均値，標準偏差を知りたい場合は，正規分布に従うことを前提にできるのであれば，2群なら「統計解析」→「連続変数の解析」→「2群の平均値の比較(t検定)」で，3群以上なら「統計解析」→「連続変数の解析」→「3群以上の平均値の比較(一元配置分散分析one-way ANOVA)で検定と同時に平均値，標準偏差が表示されます．

5人の体重が62kg，65kg，69kg，75kg，98kgだった場合

平均値はすべてのサンプルの値を合計してサンプル数で割った値なので

$$(平均値) = \frac{62+65+69+75+98}{5} = 73.8$$

中央値は5人の体重を重い順に並べて真ん中の順位の値なので

$$(中央値) = 69 \ (3番目に大きい値)$$

ばらつきを表す標準偏差を計算するには，まず分散を計算します．
分散は，それぞれの値が平均値からどれぐらい離れているかについて，
それぞれの値から平均値を引いた差を二乗することによって正の値に統一してから足しあわせます．
分散の計算は，この5人の中の分散を計算する場合は分母は5でよいのですが，
この5人の値から真の母集団の分散を計算する場合(不偏分散といいます)は分母は1を引いて4にします．

$$(不偏分散) = \frac{(62-73.8)^2+(65-73.8)^2+(69-73.8)^2+(75-73.8)^2+(98-73.8)^2}{(5-1)} = 206.7$$

不偏標準偏差は不偏分散の平方根で求めます．

$$(不偏標準偏差) = \sqrt{206.7} = 14.38$$

図4　平均値，中央値，分散，不偏分数，標準偏差，不偏標準偏差の計算

STEP 3 正規性の確認

正規分布とは左右対称のつり鐘型の分布です．正規分布に従う母集団のサンプルの68％が平均値から1SD以内に分布し，95％が1.96SD以内に分布します．

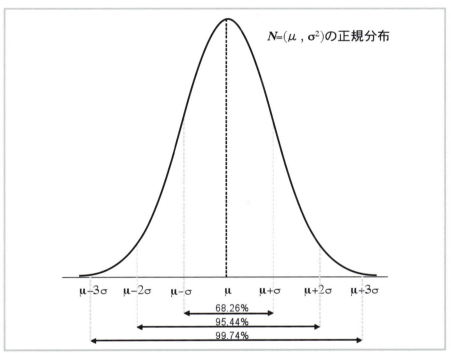

図5 平均値 μ，分数 σ^2 の正規分布（σ は標準偏差）
図の横軸は値の大きさ，縦軸はそれぞれの値におけるサンプル数を示す．正規分布は平均値 μ と分散 σ^2 で規定される．データ数が十分に多い場合には，（平均値 $\pm \sigma$）の範囲内に全体の68.26％，（平均値 $\pm 2\sigma$）の範囲内に全体の95.44％，（平均値 $\pm 3\sigma$）の範囲内に全体の99.74％のサンプルが含まれる．

データの分布が正規分布に従うかどうか（正規性の確認）はヒストグラムを描くことによって視覚的におおよその判断ができます．ヒストグラムは，連続変数の値をいくつかの階級に分けて，それぞれの階級のサンプル数を示す棒グラフです．また，歪度（skewness）や尖度（kurtosis）の値を計算して定量化することもできます．歪度は分布の対称性を表す指標で，左右対称の分布は歪度が0，右に傾くと正の値，左に傾くと負の値になります．尖度は分布のとがり具合を見る指標で，正規分布と比較して鋭いピークの分布では尖度は大きな値となります．

正規分布に従うかどうかをKolmogorov-Smirnov検定やShapiro-Wilk検定などで検定することもできます．しかし，これらの検定は「変数の分布は正規分布に従う」という帰無仮説を検定するものですので，これが棄却された場合（$P<0.05$）は正規分布に従わないと判定できますが，棄却されなかったとしても「正規分布に従う」と判定することはできません（サンプルサイズが小さければ，正規分布に従わないとしてもそれを検出することができない）．EZRでは「統計解析」→「連続変数の解析」→「正規性の検定（Kolmogorov-Smirnov検定）」とすると，歪

D 連続変数のデータを要約する

度，尖度に続いてKolmogorov-Smirnov検定，Shapiro-Wilk検定の結果とともにヒストグラムとサンプルの平均値，標準偏差で規定される正規分布曲線が示されます．

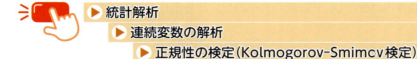

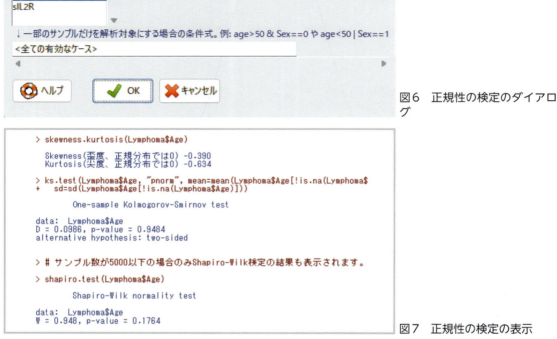

図6　正規性の検定のダイアログ

図7　正規性の検定の表示

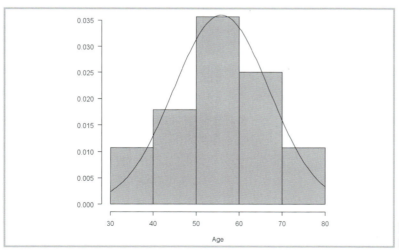

図8　ヒストグラムの正規分布曲線

しかし，これらの検定は必ずしも行われるものではありません．また，感度が低いのでサンプル数が少ないと正規分布から外れていても検出することができません．検定を行わなくてもヒストグラムや正規QQプロットで視覚的に正規性を確認することも可能です．正規QQプロットは「グラフと表」→「QQプロット」で描画できます（オプションの「分布」は「正規」を指定）．各サンプルが丸印で示されますので，それがおよそ青いラインに沿っていることを確認してください．このデータはほぼ正規分布に沿っていると考えてよさそうです．

▶ グラフと表
　▶ ヒストグラム
　▶ QQプロット

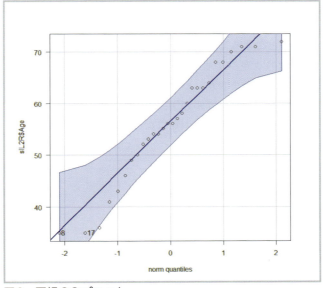

図9　正規QQプロット

　正規分布に従うか否かによって前述のように要約の方法（例えば平均値と標準偏差で表現するか，中央値と範囲で表現するか）が異なってきますし，検定の方法（パラメトリックかノンパラメトリックか）についても検討する必要が生じます．ただし，t検定などの検定は両群がいずれも正規分布を示し，かつ両群の分散が等しいという前提のもとに行われる検定法でありますが，サンプルサイズがある程度（目安として30以上）あればそのまま適用することができるとされています．

D 連続変数のデータを要約する

> **COLUMN**
>
> ### QQ プロット
>
> QQ プロットは2つの連続変数の分布（片方は正規分布などの理論的な分布でもかまいません）が，同じ分布であるかどうかを判定するために用いるグラフです．それぞれのサンプルから同じパーセンタイルのデータを取り出してプロットしていきます（例えば25パーセンタイル値同士，中央値同士というように）．すると，2つの分布が同一であれば，プロットした点は直線上に並びます．

STEP 4 グラフの表示

連続変数のデータがどのように分布しているか，あるいは外れ値がないかなどの全体像を把握するためには，やはりグラフで表示するのが便利です．EZR ではさまざまな方法で連続変数をグラフ化することができますが，いずれも「グラフと表」の中から選択します．

ドットチャートはすべてのサンプルの情報を含みます．しかし，サンプル数が多いと重なり合いが生じてしまい，データの把握が困難になることがあります．

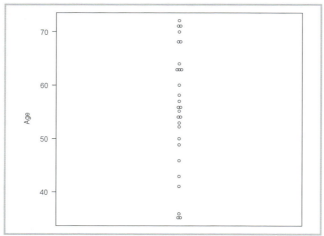

図10　ドットチャート
（「グラフと表」→「ドットチャート」）

箱ひげ図は連続変数を長方形とその上下に伸びるひげで表現します．長方形の下辺が第1四分位数（25パーセンタイル値），上辺が第3四分位数（75パーセンタイル値），長方形の中の水平線が中央値を表します．長方形の下辺から下に伸びた点線（ひげ）の下の水平線は，10，90パーセンタイル値を用いたり（EZR でのデフォルト），最小値，最大値を用いたりします．

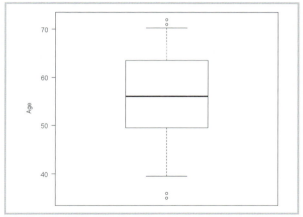

図11　箱ひげ図
(「グラフと表」→「箱ひげ図」)

　平均値に標準偏差(SD)あるいは標準誤差(SE)をエラーバーとして付け加えた棒グラフや折れ線グラフも連続変数をグラフ化する際によく使われますが，正規分布に従わない場合は箱ひげ図を用いるほうがよいでしょう．

　エラーバーはSD，SEや95％信頼区間などを示すために用いられます．データのばらつきを示したいのであればSDを示すべきです．SEはSDをサンプル数の平方根で割った値ですので，サンプル数が多くなるとSEは小さくなります．母平均の推定の正確さを示したい場合にSEを用いることは適切ですが，グラフの見栄えをよくするために(エラーバーが必然的に短くなる)SEを用いるというのは正しい方法ではありません．

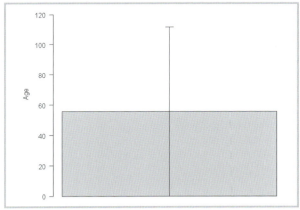

図12　平均値の棒グラフ
(「グラフと表」→「棒グラフ(平均値)」)

D 連続変数のデータを要約する

　ヒストグラム（度数分布図）は，連続変数をいくつかの階級に分けて各階級のサンプル数（度数）を棒グラフで示すもので，データの分布（例えば正規分布に従うかどうか）を視覚的に把握しやすいグラフです．階級をどのように分けるかについてはいくつかの方法があり，「グラフと表」→「ヒストグラム」で描画するとScottの方法で，「標準メニュー」→「グラフと表」→「ヒストグラム」で描画するとSturgesの方法で分割されます．

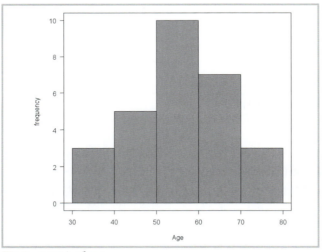

図13　ヒストグラム
（「グラフと表」→「ヒストグラム」）

解答①

このリンパ腫の患者群の年齢は平均値が55.8歳で標準偏差が11.1歳である．

> **例題 ❷**
>
> このリンパ腫の患者群の血清可溶性インターロイキン-2受容体濃度はどのような分布を示すか？
>
> （サンプルファイル名：sIL2R.rda）

STEP 1 データの確認

引き続きsIL2R.rdaのデータを使います．先ほどは年齢を扱いましたが，今度は血清可溶性インターロイキン-2（IL-2）受容体濃度を扱います．これはリンパ腫の腫瘍マーカーで，腫瘍量が多いほど値が大きくなる傾向があります．

STEP 2 データの要約

例題1と同じようにデータを要約する値を抽出してみましょう．すると，以下のようになります．

- ▶ 統計解析
  - ▶ 連続変数の解析
    - ▶ 連続変数の要約

```
> #####連続変数の要約#####
> res <- numSummary(Lymphoma[,"sIL2R"], statistics=c("mean", "sd"
> colnames(res$table)[1:2] <- gettext(domain="R-RcmdrPlugin.EZR",
> res
        平均   標準偏差    0%    25%    50%   75%  100%    n
      2647.893  3271.36   254  915.25  1278  3016 14636   28
```

図14　連続変数の要約の表示

例題1では平均値と中央値が近い値だったのに，今回は平均値が2,648，中央値が1,278と大きく異なっています．この数字からも正規分布とはかけ離れていそうな印象を受けますが，標準偏差が大きいので，もしかしたらサンプルの中に極端に大きな値があって，平均値はその影響を受けているのかもしれません．

D 連続変数のデータを要約する

STEP 3 正規性の確認

そこで視覚的に正規性を確認してみましょう（本来は視覚的に見るのが先です）．ヒストグラム，正規QQプロットを描画します．すると，ヒストグラムでは右に裾野が広がっていて，QQプロットでは赤いラインから極端に上にずれたサンプルが存在することがわかります．どうもこのままでは正規分布に従うとは到底いえないようです（実際に正規性の検定でも正規性が否定されます）．

▶ グラフと表
　▶ ヒストグラム
　▶ QQプロット

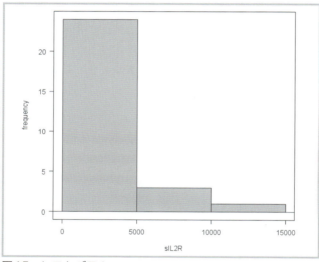

図15　ヒストグラム

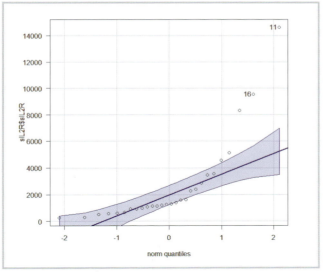

図16　正規QQプロット

STEP 4 対数変換で正規分布に近づくかの確認

　血清可溶性IL-2受容体濃度は正規分布には従わないようです．しかし，生物に由来する連続変数はそのままでは正規分布に従わなくとも，対数変換すれば正規分布に従うことも多いということに注意してください（このような分布を対数正規分布といいます）．ここで扱っている血清可溶性IL-2受容体濃度は，指数関数的に増殖する腫瘍の量を表す連続変数ですので，理論的に考えても対数正規分布に従うということは納得できます．

　そこで実際に血清可溶性IL-2受容体濃度を対数変換してみましょう．「アクティブデータセット」→「変数の操作」→「連続変数を対数変換する」で対数変換できます．

D 連続変数のデータを要約する

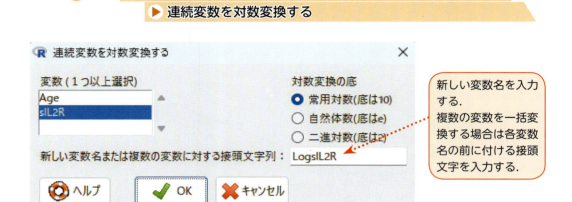

図17　連続変数を対数変換するダイアログ

　対数変換後の変数についてヒストグラム，正規QQプロットを描画すると，正規分布に近づいていることがわかります．

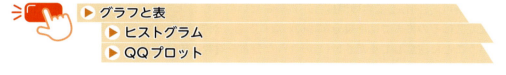

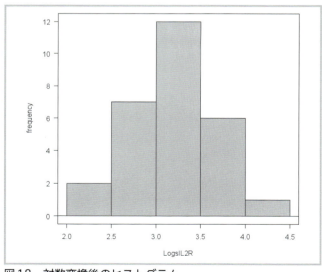

図18　対数変換後のヒストグラム

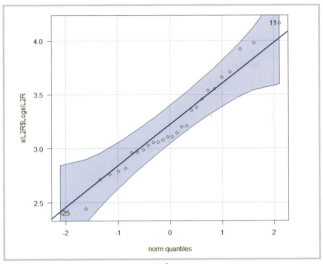

図19 対数変換後の正規QQプロット

　対数変換後の変数について変数を要約する値も計算してみましょう．今度は平均値と中央値がほぼ同じ値になっています．対数正規分布を代表する値としては，対数変換後の平均値を再び指数にした値（幾何平均値）がよく用いられます．今回は10を底として対数変換したので，幾何平均値は10の3.197854乗，すなわちEZRのスクリプトウィンドウに

`10^3.197854`

と入力して「実行」ボタンをクリックすれば結果が表示されます．

```
> #####連続変数の要約#####
> res <- numSummary(Lymphoma[,"LogsIL2R"], statistics=c("mean", "sd", "
+   1))
> colnames(res$table)[1:2] <- gettext(domain="R-RcmdrPlugin.EZR", colna
> res
     平均    標準偏差      0%      25%      50%      75%     100%   n
  3.197854  0.4349067  2.404834 2.961539 3.106528 3.477992 4.165422  28
```

図20 対数変換後の連続変数の要約

```
> 10^3.197854
[1] 1577.081
```

図21 幾何平均値の計算

解答 ②

　このリンパ腫の患者群の血清可溶性IL-2受容体濃度は対数変換によって正規分布に近づく．その幾何平均値は1,577である．

生存期間のデータを要約する

POINT
- 生存期間を代表する値としては生存期間の中央値や，ある時点における生存率などを用います．
- 視覚的に示す場合にはKaplan-Meier曲線を用います．
- 必ずしも生存期間だけを対象とするわけではなく，ある時点からあるできごと（イベント）が発生するまでの期間のデータを解析することができます．

例題 1

造血器腫瘍の患者さんに治療Aを行った後の生存期間はどの程度か？

（サンプルファイル名：Survival.rda）

STEP 1 データの確認

　　血液腫瘍の患者さんに2つの治療を試みた後の生存期間が示されています．「Age」が年齢，「Sex」が性別，「Disease」が疾患名で，「AML」は急性骨髄性白血病，「ALL」は急性リンパ性白血病，「MDS」は骨髄異形成症候群です．「Treatment」は行われた治療法で「A」と「B」の2種類があります．「OS」（overall survival）が最終転帰で生存中が「0」，死亡が「1」，DaysToOSは最終転帰までの日数で，死亡患者の場合は治療開始から死亡までの日数，生存中の患者さんの場合は治療開始から最終観察日までの日数です．生存中の患者さんは最終観察日で観察を途中で打ち切っていることになるので，「打ち切りサンプル」ということになります．「PS2.3.4」は患者さんの全身状態を表すperformance statusが0か1の患者さんは「0」，2～4の患者さんは「1」です．

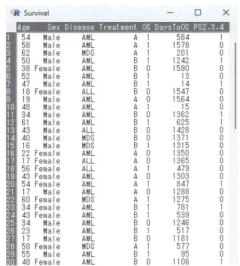

図1　Survival.rdaの内容

STEP 2　データの要約とグラフの表示

　生存期間を要約するうえでは，先にKaplan-Meier曲線について理解するほうがわかりやすいでしょう．Kaplan-Meier曲線は打ち切りサンプルをうまく計算に組み込んだグラフです．Kaplan-Meier法による生存率の計算は，イベントが発生するごとに，その直後にイベントが発生していないサンプル数をその直前にイベントが発生していなかったサンプル数で割った値を，イベント発生直前の生存率にかけることで計算されます．したがって，そのイベントの発生前に打ち切りとなったサンプルは分母から除外されます．すなわち，打ち切りの時点では生存曲線は下降しませんが，次のイベント発生の時点で分母が小さくなるので，曲線の下降の深さが大きくなります．このような方法で打ち切りサンプルも考慮されているのです．Kaplan-Meier法では打ち切りサンプルも，もし打ち切りにならなければ他のサンプルと同様の確率でイベントを生じていたであろうという仮定に基づいています．

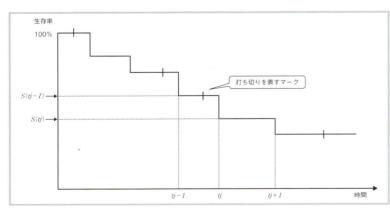

図2　Kaplan-Meier曲線の描き方
tの時点での生存率を$S(t)$とすると，$S(t_j) = S(t_{j-1}) \times (1 - q_j)$で計算される．ただし，$S(t_{j-1})$はその直前のイベントが発生した時点の生存率，$q_j$は$t_j$の時点で死亡した数を$t_j$の直前まで生存した数で割った値．打ち切りサンプルはティックマークと呼ばれる小さな縦棒などで表す．

E 生存期間のデータを要約する

　生存期間の中央値はY軸の生存率50％の目盛りから水平線を引き，生存曲線との交点からX軸に垂線を引くことによって読みとることができます．50％生存のところで生存曲線が水平の場合にはその範囲の最初と最後の値の平均値を中央値とします．ある時点での生存率はX軸上のその時点の目盛りから垂線を引き，生存曲線との交点からY軸まで水平線を引くことによって読みとることができます．

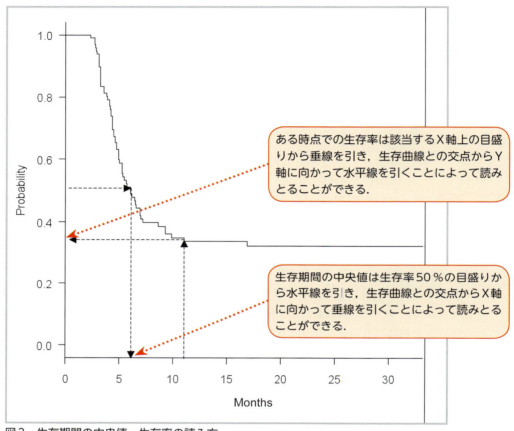

図3　生存期間の中央値，生存率の読み方

　EZRでの生存曲線の描画と生存期間の代表値の計算は「統計解析」→「生存期間の解析」→「生存曲線の記述と群間の比較」で行います．

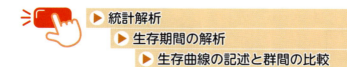

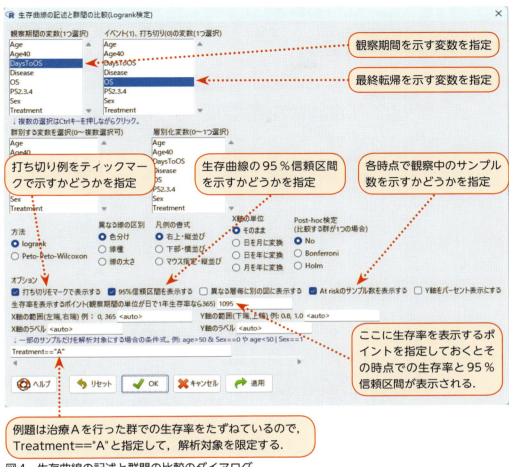

図4 生存曲線の記述と群間の比較のダイアログ

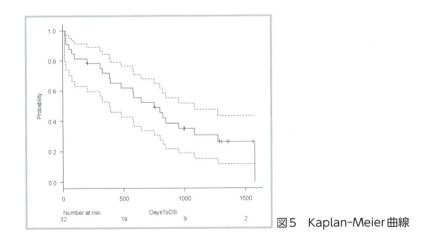

図5 Kaplan-Meier曲線

すると，Kaplan-Meier曲線が表示されるとともに出力ウィンドウには各時点での生存率とその95％信頼区間の表が示され，最後にサマリーとしてサンプル数，生存期間の中央値，その95％信頼区間が表示されます．

```
> summary(km)
Call: survfit(formula = Surv(DaysToOS, OS == 1) ~ 1, data = Survival,
    subset = Treatment == "A", na.action = na.omit, conf.type = "log-log")

 time n.risk n.event survival std.err lower 95% CI upper 95% CI
   15     32       1    0.969  0.0308        0.798        0.996
   22     31       1    0.938  0.0428        0.773        0.984
   25     30       1    0.906  0.0515        0.737        0.969
   54     29       1    0.875  0.0585        0.700        0.951
   76     28       1    0.844  0.0642        0.665        0.932
   97     27       1    0.812  0.0690        0.629        0.911
  201     26       1    0.781  0.0731        0.595        0.889
  308     24       1    0.749  0.0769        0.560        0.866
  326     23       1    0.716  0.0802        0.525        0.841
  384     22       1    0.684  0.0829        0.491        0.816
  391     21       1    0.651  0.0851        0.459        0.790
  479     20       1    0.618  0.0868        0.427        0.763
  577     19       1    0.586  0.0882        0.395        0.735
  584     18       1    0.553  0.0891        0.365        0.707
  645     17       1    0.521  0.0896        0.335        0.678
  751     16       1    0.488  0.0897        0.306        0.648
  799     14       1    0.453  0.0898        0.275        0.616
  823     13       1    0.419  0.0894        0.244        0.584
  847     12       1    0.384  0.0885        0.215        0.550
  953     11       1    0.349  0.0871        0.187        0.516
 1083      8       1    0.305  0.0864        0.150        0.475
 1275      7       1    0.262  0.0844        0.117        0.433
 1578      1       1    0.000     NaN           NA           NA

> summary.km(survfit=km, time=1095)
   サンプル数 指定時点の生存率   95%信頼区間  生存期間中央値 95%信頼区間
1        32            0.305 (0.150-0.475)            751    384-1083
```

図6　生存解析の結果
表は左から順に「time」は時点，「n.risk」はその時点での観察対象サンプル数，「n.event」はその時点でイベントを生じたサンプル数，「survival」は生存率，「std.err」は生存率の標準誤差，「lower 95％ CI」は生存率の95％信頼区間下限，「upper 95％ CI」は生存率の95％信頼区間上限．

すると，生存期間の中央値は751日で，その95％信頼区間は384 ～ 1,083日であること，3年（1,095日）生存率は30.5％で，その95％信頼区間は15.0 ～ 47.5％であることがわかります．なお，生存曲線がまだ50％まで下がっていない場合は生存期間の中央値はNAと表示されます（「中央値に到達していない」と表現します）．

解答①

造血器腫瘍の患者さんに治療Aを行った後の生存期間の中央値は751日で，その95％信頼区間は384 ～ 1,083日である．（3年後の生存率は30.5％で，その95％信頼区間は15.0 ～ 47.5％である）

4

EZRで
検定してみよう
─中級編

A 独立した2群間の比率を比較する
〜Fisherの正確検定，カイ2乗検定〜

B 対応のある2群間の比率を比較する
〜McNemar検定〜

C 独立した2群間の連続変数を比較する
〜t検定，Welch検定，Mann-Whitney U検定〜

D 対応のある2群間の連続変数を比較する
〜対応のあるt検定，Wilcoxon符号付順位和検定〜

E 独立した3群以上の間の連続変数を比較する
〜一元配置分散分析，Welch検定，Kruskal-Wallis検定〜

F 2つの因子で群別化した連続変数を比較する
〜二元配置分散分析〜

G 対応のある3群以上の連続変数を比較する
〜反復測定分散分析，Friedman検定〜

H 2つの連続変数の相関を評価する

I 2群の生存曲線を比較する

A 独立した2群間の比率を比較する
～Fisherの正確検定，カイ2乗検定～

POINT
- 独立した2つの群の名義変数の比率を比較します．
- 帰無仮説は「両群の比率に差はない」です．
- Fisherの正確検定を用います．Fisherの正確検定は正確な P 値を計算しますので，通常はFisherの正確検定を使用します．
- ただし，極端に大きなサンプルを扱う場合などでFisherの正確検定が実施できない場合はカイ2乗検定を用います．

例題 1

治療法A，Bの間に有効率に有意差はあるか？

(サンプルファイル名：TreatmentAB.rda)

STEP 1 データの確認

使用するのは「名義変数のデータを要約する」の項目でも使用したTreatmentAB.rdaというデータファイルで，これは先ほどのTreatmentA.rdaの抽出元のデータです．治療法(Treatment,「A」か「B」)と奏効(Response,「Yes」は有効,「No」は無効)のデータが含まれています．

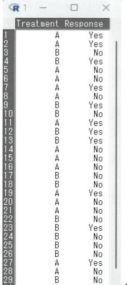

図1 Treatment AB.rdaの内容

STEP 2 解析方法の選択

▶ 統計解析
　▶ 名義変数の解析
　　▶ 分割表の作成と群間の比率の比較

操作も「名義変数のデータを要約する」で行った操作と同じです．列の変数のところでグループを表す変数を，行のところで結果を表す変数を指定します．検定方法は通常はFisherの正確検定を用います．Fisherの正確検定は正確なP値を計算します．ただし，極端に大きなサンプルを扱う場合や，グループの数，結果の種類の数が多い場合などでFisherの正確検定が実施できない場合はカイ2乗検定を用います．

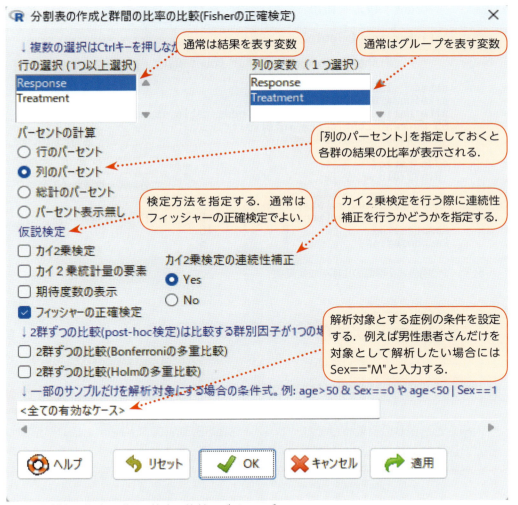

図2　分割表の作成と群間の比率の比較のダイアログ

A 独立した2群間の比率を比較する

すると，分割表が作成され，さらに比率の群間比較の検定結果を合わせたサマリーの表が表示されます（最初の分割表は出力ウィンドウを少し上にスクロールしないと見えないかもしれません）．

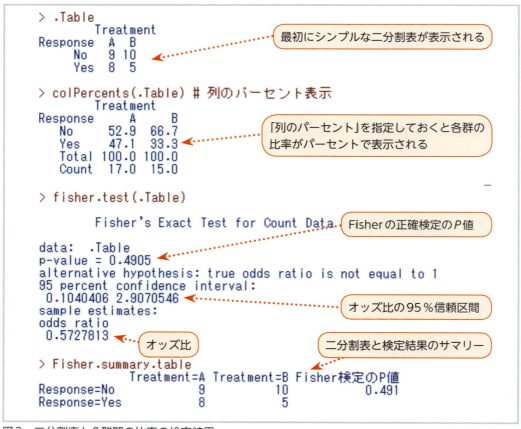

図3 二分割表と2群間の比率の検定結果

治療Aと治療Bの有効率はそれぞれ47.1％と33.3％で，その比較のP値は0.49で有意差はないことがわかりました．

解答 ❶

治療Aと治療Bの有効率はそれぞれ47.1％と33.3％で，Fisherの正確検定で比較するとP値は0.491であり，有意差はない．

COLUMN

カイ2乗検定の連続性補正

　カイ2乗検定を行う場合は連続性補正を行うか行わないかの選択肢があります．どのような場合に連続性補正を行うべきかについては意見が分かれるところですが，一般的に連続性補正を行うほうが P 値は大きくなり，有意差は出にくくなり（保守的になる），また，P 値は Fisher の正確検定の P 値に近づきます．特に理由がなければ二分割表の検定の場合は常に Fisher の正確検定を行えばよいわけですが，カイ2乗検定を用いる場合は連続性補正を行うほうが無難でしょう．サンプル数が多くなればこれらの検定法の差は小さくなります．

B 対応のある2群間の比率を比較する
～McNemar検定～

POINT
- 対応のある2つの群の名義変数の比率を比較します．
- 帰無仮説は「両群の比率に差はない」です．
- それぞれの患者さんの治療の前後の病状の比較などのように，2群の間に対応がある場合にはMcNemar検定を用います．
- 2群が独立している場合はFisherの正確検定あるいはカイ2乗検定を用います．

例題 1

急性白血病の患者さんに治療Aを行った後に，さらに治療Bを追加した．治療Bの追加によって寛解状態の患者さんは増加したか？

（サンプルファイル名：TreatmentBeforeAfterB.rda）

STEP 1 データの確認

データファイルには治療Aの後（治療Bの前）の病状（BeforeB，「Yes」は寛解，「No」は寛解以外）のデータと，治療Bの後の病状（AfterB，「Yes」は寛解，「No」は寛解以外）のデータが含まれています．

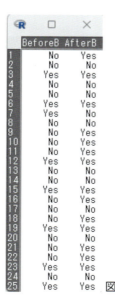

図1 TreatmentBeforeAfterB.rdaの内容

STEP 2 解析方法の選択

▶ 統計解析
　▶ 名義変数の解析
　　▶ 対応のある比率の比較

　一人一人の患者さんの治療Bの前の病状と治療Bの後の病状に対応をつけて比較するので，「対応のある比率の比較」になります．行，列の変数にそれぞれのデータを指定します．

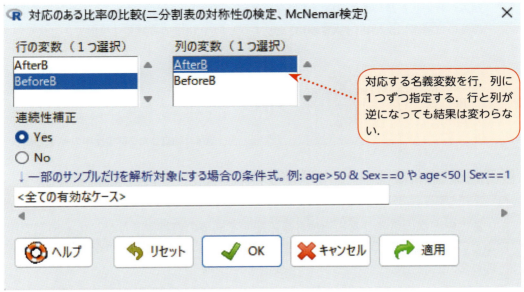

図2　対応のある比率のダイアログ

```
> .Table
        AfterB
BeforeB No Yes
    No   9   8
    Yes  1   7

> (res <- mcnemar.test(.Table, correct=TRUE))

        McNemar's Chi-squared test with continuity correction

data:  .Table
McNemar's chi-squared = 4, df = 1, p-value = 0.0455

> cat(gettextRcmdr( "McNemar's test"), "P値 = 0.0455
+ ")
McNemar検定 P値 = 0.0455
```

図3　対応のある比率の比較の検定結果

| B | 対応のある2群間の比率を比較する |

　表の行，列が「独立した2群間の比率の比較」と異なることに注意してください．「独立した2群間の比率の比較」のときは列が治療方法，行が治療効果でした．今回は列が治療Bの後の病状，行が治療Bの前の病状です．この表だと，それぞれの患者さんにおける治療前の病状と治療後の病状の関係がよくわかります．左上（9人）と右下（7人）の患者さんは治療Bの前後で病状の変化がなかった患者さんです．右上の8人は治療Bの前は寛解状態ではなかったのに治療Bの後に寛解になった患者さんです．左下の1人は治療Bの前に寛解状態だったのに治療Bの後には寛解状態でなくなってしまった（再燃した）患者さんです．このように個々の患者さんの病状に対応をつけて解析することで比率の変化をより効率よく検出することができるようになるのです．実際，「対応のある2群間の比率の比較」（McNemar検定）では$P=0.046$と有意差がみられましたが，この治療効果の変化を単に治療Bの前の寛解率（25人中8人寛解）と治療Bの後の寛解率（25人中15人寛解）で比較すると$P=0.088$で有意差は検出できません．

```
> summary.table
    Before After Fisher検定のP値
No    17    10          0.0877
Yes    8    15
```

図4　独立した2群の比率の検定結果

解答 ①

　急性白血病の患者さんに治療Bを追加する前後の寛解率をMcNemar検定で比較したところ，P値は0.046であり，治療Bの追加によって寛解状態の患者さんは有意に増加した．

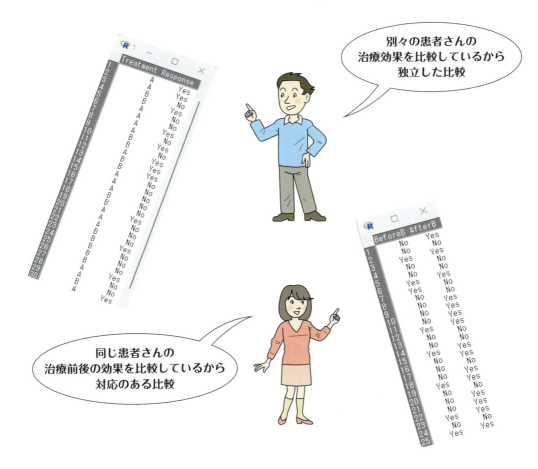

独立した2群間の連続変数を比較する
~t検定，Welch検定，Mann-Whitney U検定~

POINT
- 独立した2つの群の連続変数の平均値を比較します．
- t検定あるいはWelch検定を用います．帰無仮説は「両群の平均値に差はない」です．
- ただし，データが正規分布に従わない場合や飛び飛びの値をとる場合（順序変数）はMann-Whitney U検定を用います．この場合の帰無仮説は「両群の順位の分布に差はない」です．
- 「それぞれの患者さんの治療前後の血圧の比較」のように，各群のデータに対応がある場合はp.106「対応のある2群間の連続変数を比較する」を参照してください．

- ■ 2群間に対応がある　⇒　対応のある2群間の連続変数の比較
- ■ 2群は独立している（2群間に対応がない）
    - ● 各群のデータが正規分布に従う
        - ⇒　両群の分散が等しければt検定，等しくなければWelch検定
    - ● 各群のデータが正規分布に従わない，あるいは順序変数
        - ⇒　Mann-Whitney U検定

（サンプルサイズが十分に大きい場合（n ≧ 30など）は上記の条件に従わなくてもt検定を使用できます．ただし，順序変数には使用できません．）

例題 ①
この病院の医師の関東出身者と関西出身者で血清コレステロールの値に差があるか？
（サンプルファイル名：Cholesterol.rda）

STEP 1 データの確認

データファイルには群別化変数（Group：Westは関西，Eastは関東）のデータと血清コレステロール値のデータ（Chol，単位はmg/dL）が含まれています．

	Group	Chol
1	West	186.3
2	West	202.5
3	West	176.3
4	West	188.3
5	West	215.7
6	West	251.8
7	West	197.6
8	West	212.8
9	West	199.2
10	West	190.9
11	West	216.9
12	West	198.2
13	East	222.4
14	East	196.7
15	East	190.9
16	East	202.7
17	East	180.0
18	East	212.1
19	East	157.4
20	East	221.8
21	East	208.6
22	East	196.4
23	East	189.3
24	East	209.8
25	East	217.3
26	East	175.9

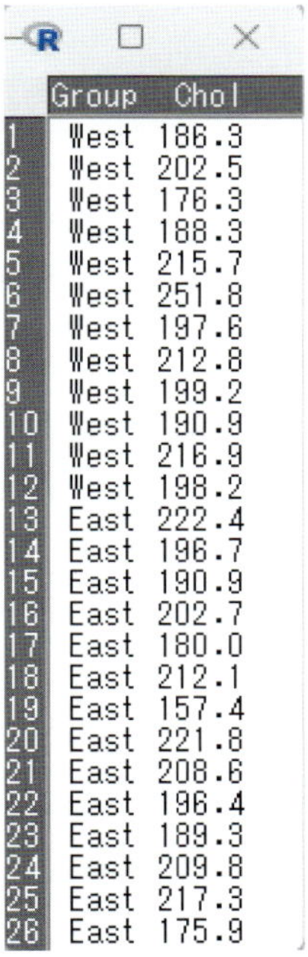

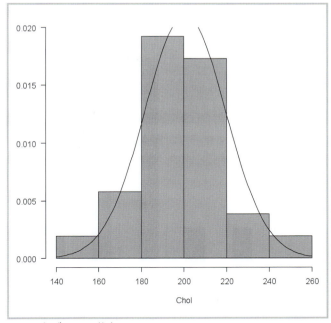

図1　Cholesterol.rdaの内容

図2　全データの分布

STEP 2 解析方法の選択

t検定を実施する前提として，各群のデータが正規分布に従うということが必要です．そこで群別のヒストグラムを描いてみましょう．

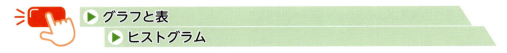

▶ グラフと表
▶ ヒストグラム

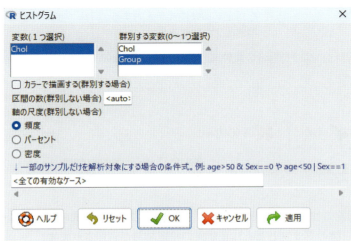

図3　ヒストグラムのダイアログ

C 独立した2群間の連続変数を比較する

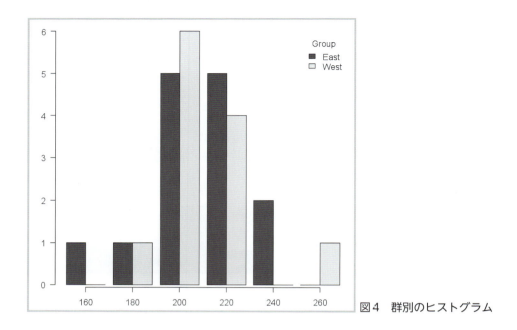

図4　群別のヒストグラム

視覚的に見ていずれの群もおおよそ正規分布に従いそうな印象です．正規性の検定は感度が低い（正規分布に従わなくてもサンプル数が少ないと検出できない）ため，必須ではありませんが，練習を兼ねて検定してみましょう．

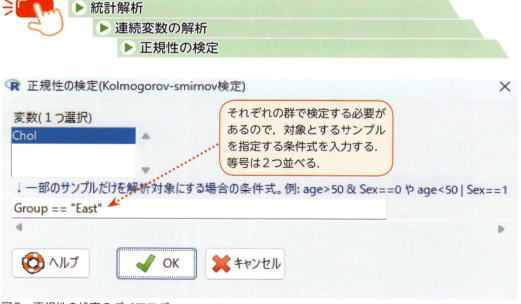

図5　正規性の検定のダイアログ

まず関東群について検定します．対象とするサンプルを指定する条件式のところにGroup=="East"と指定します．図のグラフとともに正規性の検定結果が表示されます．

```
> ks.test(subset(Cholesterol, Group=="East")$Chol, "pnorm"
+   mean=mean(subset(Cholesterol, Group=="East")$Chol[!is.
+   Group=="East")$Chol)]), sd=sd(subset(Cholesterol,
+   Group=="East")$Chol[!is.na(subset(Cholesterol, Group==

        One-sample Kolmogorov-Smirnov test

data:  subset(Cholesterol, Group == "East")$Chol
D = 0.1301, p-value = 0.9473
alternative hypothesis: two-sided


> # サンプル数が5000以下の場合のみShapiro-Wilk検定の結果も

> shapiro.test(subset(Cholesterol, Group=="East")$Chol)

        Shapiro-Wilk normality test

data:  subset(Cholesterol, Group == "East")$Chol
W = 0.9491, p-value = 0.5473
```

図6　正規性の検定結果

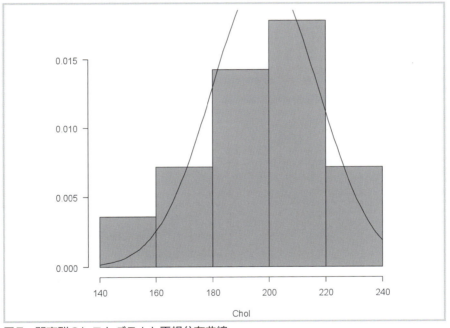

図7　関東群のヒストグラムと正規分布曲線

　Kolmogorov-Smirnov検定，Shapiro-Wilk検定のいずれにおいても正規性の仮定は棄却されませんでした（P=0.95，P=0.55）．同様に関西群についても正規性の検定を行ってみてください．条件式をGroup=="West"に変更します．正規性の仮定が棄却されないことが確認できるはずです．では，次にt検定かWelch検定かの選択のために2群の分散が等しいかどうかを検定しましょう．等分散性の検定結果に基づいて検定方法を選択するという手法には異論もあるのですが，本書では練習も兼ねて等分散性の検定を行います．

▶ 統計解析
▶ 連続変数の解析
▶ ２群の等分散性の検定（F 検定）

```
> cat(gettext(domain="R-RcmdrPlugin.EZR", "F
+ ", " = ", signif(res$p.value, digits=3), "
+ ", sep=""))
F検定 P値 = 0.866
```

図８　等分散性の検定結果

F 検定の結果，等分散性も棄却されなかった（P=0.87）のでｔ検定を用いることとしました．

STEP 3 実際の解析と結果の解釈

▶ 統計解析
▶ 連続変数の解析
▶ ２群間の平均値の比較（ｔ検定）

図９　ｔ検定のダイアログ

```
                平均  標準偏差    P値
Group=East  198.6643  18.79389  0.568
Group=West  203.0417  19.66337
```

図10　ｔ検定の結果

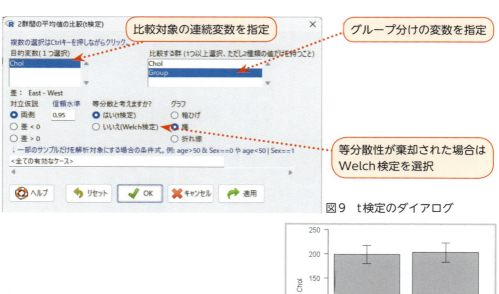

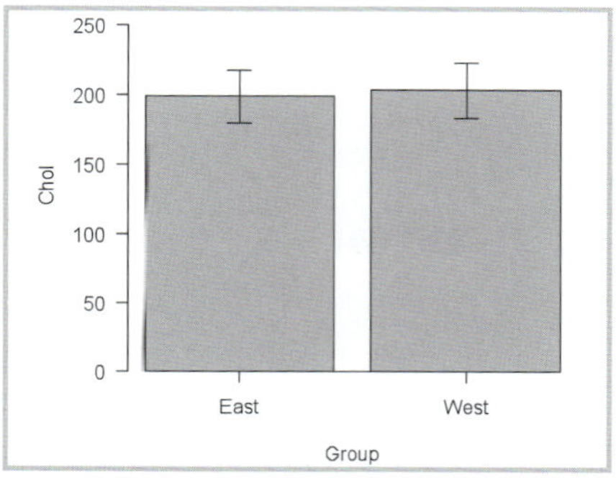

図11　平均値と標準偏差を示す棒グラフ

血清コレステロールの平均値は関東出身者で198.7 mg/dL，関西出身者で203.0 mg/dL で，ｔ検定の P 値は0.57 であり，２群間に有意な差はないという結果が得られました．

> **解答 ①**
>
> t検定で血清コレステロール値を関東出身者と関西出身者で比較すると*P*値は0.57であり，有意差はない．

> **例題 ②**
>
> 疾患Aと疾患Bで尿蛋白の程度（−，±，1+，2+，3+）に差があるか？
>
> （サンプルファイル名：Uprotein.rda）

STEP 1 データの確認

例題1とのちがいは，対象とするデータが尿蛋白の程度という順序変数だという点です．データファイルには群別化変数（Disease，疾患）のデータと尿蛋白のデータ（Uprotein，−，±，1+，2+，3+はそれぞれ−1，0，1，2，3に変換）が含まれています．順序変数ですのでノンパラメトリック検定（p.105参照）であるMann-Whitney U検定を使用します．ただし，2群の分散が明らかに異なる場合はBrunner-Munzel検定のほうが検定の精度が高まります．

	Disease	Uprotein
1	A	−1
2	A	0
3	B	2
4	A	−1
5	B	1
6	A	−1
7	B	−1
8	B	2
9	B	0
10	A	2
11	A	−1
12	B	2
13	B	3
14	B	1
15	A	−1
16	A	2
17	A	−1
18	B	1

図12　Uprotein.rdaの内容

C 独立した2群間の連続変数を比較する

STEP 2 実際の解析と結果の解釈

▶ 統計解析
　▶ ノンパラメトリック
　　▶ 2群間の比較（Mann-Whitney U検定）

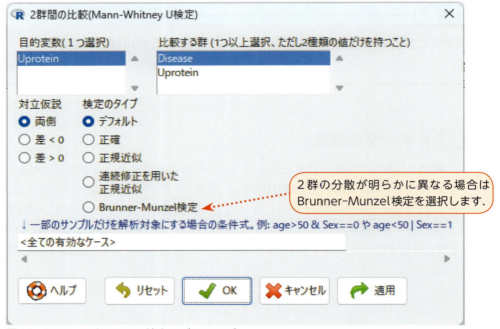

図13　Mann-Whitney U検定のダイアログ

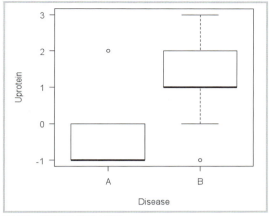

```
> mannwhitney.table
          最小 25% メディアン 75% 最大    P値
Disease=A  -1  -1     -1      0   2  0.0379
Disease=B  -1   1      1      2   3
```

図14　Mann-Whitney U 検定の結果　　　図15　群別の箱ひげ図

　Mann-Whitney U 検定のP値は0.038であり，2群の順位の分布に有意差があるということがわかりました．

解答 ❷

　Mann-Whitney U 検定で疾患Aと疾患Bの尿蛋白の程度を比較するとP値は0.038であり，有意差がみられた．

COLUMN

ノンパラメトリック検定

　ノンパラメトリック検定は，母集団の分布に関して特別な前提をもたない検定です．検定は値そのものではなく順位などに基づいて行われますので，母集団の分布や外れ値の存在による影響を受けにくいという特徴があります．しかし，正規分布で等分散性が成立するような場合はMann-Whitney U 検定よりも t 検定のほうが有意差を検出する力は強い（感度が高い）のでt 検定を用います．特にサンプルサイズが小さい場合にノンパラメトリックな検定は不利になります．

対応のある２群間の連続変数を比較する
～対応のあるt検定，Wilcoxon符号付順位和検定～

> **POINT**
> - 対応のある２つの群の連続変数の平均値を比較します．
> - 対応のあるt検定を用います．帰無仮説は「両群の平均値に差はない」です．
> - ただし，データが正規分布に従わない場合や飛び飛びの値をとる場合（順序変数）はWilcoxon符号付順位和検定を用います．この場合の帰無仮説は「両群の順位の分布に差はない」です．
> - ２群が独立している場合はp.98「独立した２群間の連続変数を比較する」を参照してください．

■ ２群間が独立している ⇒ 独立した２群間の連続変数の比較
■ ２群間に対応がある
　● ２群間の差が正規分布に従う ⇒ 対応のあるt検定
（「対応のあるt検定」は対応する各ペアの間の差だけを計算に用いるので，各ペアの差が正規分布に従うということが前提となる）
　● 正規分布に従わない，あるいは順序変数 ⇒ Wilcoxon符号付順位和検定
（サンプルサイズが十分に大きい場合（n ≧ 30など）は正規分布に従わなくても対応のあるt検定を使用できます．ただし，順序変数には使用できません．）

例題 ①
糖尿病の患者さんに対して治療Aを行った前後でHbA1c値は変化したか？
（サンプルファイル名：HbA1c.rda）

STEP 1 データの確認

データファイルには治療Aの前後のHbA1c値のデータ（BeforeA，AfterA，単位は％）が含まれています．

図1　HbA1c.rdaの内容

STEP 2 解析方法の選択

　対応のあるt検定ですのでそれぞれの患者さんの治療Aの前後の変動値が正規分布に従うかどうかを見る必要があります．まずは，治療前後の差の変数を作成しましょう．

▶ アクティブデータセット
　▶ 変数の操作
　　▶ 計算式を入力して新たな変数を作成する

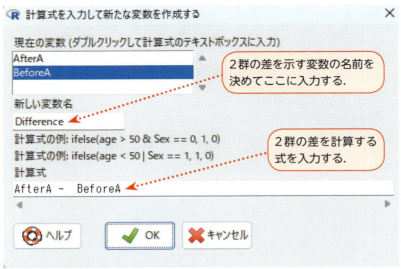

図2　新しい変数を作成するダイアログ

D 独立した2群間の連続変数を比較する

　Differeceという2群の差を示す変数が作成されます．この変数についてヒストグラム，正規QQプロットを描画すると，ほぼ正規分布に従っていることがわかります．念のため，Kolmogorov-Smirnov検定，Shapiro-Wilk検定で検定を行っても正規性は棄却されません．そこで，対応のあるt検定を用いることとします．

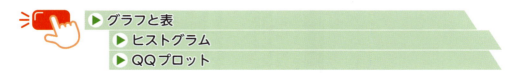

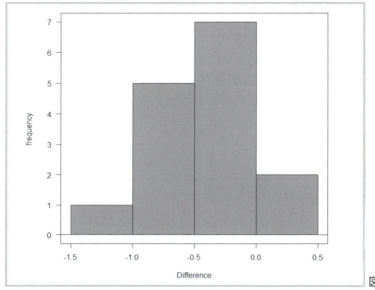

図3　ヒストグラム

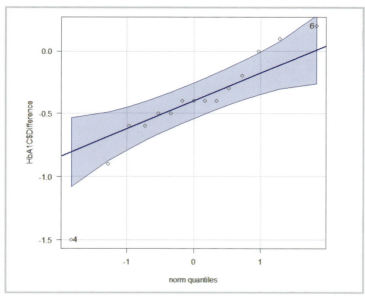

図4　正規QQプロット

STEP 3 実際の解析と結果の解釈

 ▶ 統計解析
　　　　▶ 連続変数の解析
　　　　　　▶ 対応のある2群間の平均値の比較（paired t検定）

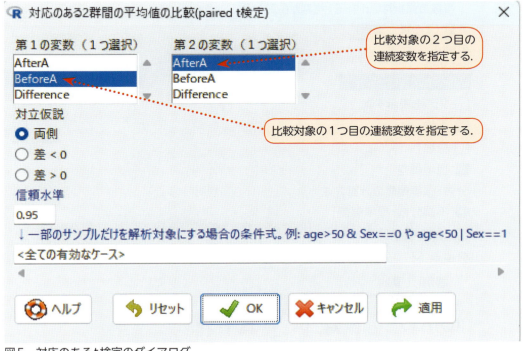

図5　対応のあるt検定のダイアログ

図6　対応のあるt検定の結果

　HbA1cの平均値は治療Aの前が7.54％，治療Aの後が7.11％で，対応のあるt検定のP値は0.0013であり，治療Aの後でHbA1c値は有意に低下するという結果が得られました．ただし，対応のあるt検定で扱っているデータは個々の患者さんにおける治療前後の変化値ですので，変化値についても見ておくとよいでしょう．

D 独立した2群間の連続変数を比較する

 ▶統計解析
　　　▶連続変数の解析
　　　　　▶連続変数の要約

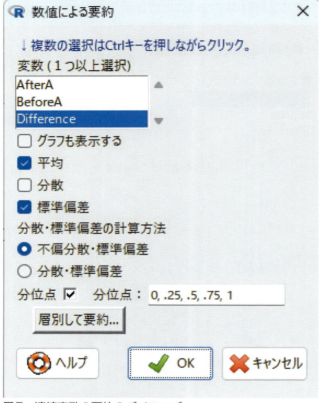

図7　連続変数の要約のダイアログ

```
        平均  不偏標準偏差    0%    25%   50%   75%  100%  n
  -0.4266667   0.4113856   -1.5  -0.55  -0.4  -0.25  0.2  15
```

図8　HbA1cの変化値の要約

　治療Aの後のHbA1cの変動の平均は0.43％の低下であるということがわかります．この変動の95％信頼区間を知りたい場合は1標本のt検定を実施します．

▶ 統計解析
　　▶ 連続変数の解析
　　　　▶ 1標本のt検定

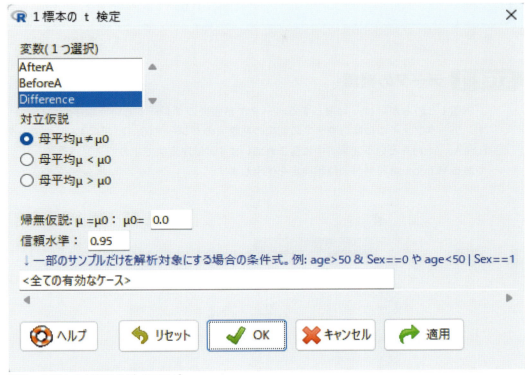

図9　1標本のt検定のダイアログ

図10　HbA1cの変化値と95％信頼区間
（平均 = -0.4266667, 95%信頼区間 -0.6544844--0.1988489, P値 = 0.00127）

　HbA1c値の変動は平均が-0.43％でその95％信頼区間は-0.65％から-0.20％であることがわかります．HbA1c値の変動の95％信頼区間が0をまたいでいないので，有意に低下していると判断できます．また，この検定のP値は先ほど行った対応のあるt検定のP値と同じ値になります．

　糖尿病の患者さんに対して治療Aを行ったところ，HbA1c値は平均で0.43％低下し，その低下は統計学的に有意（$P=0.0013$）であった．

D 独立した2群間の連続変数を比較する

例題 ②

口腔粘膜炎のある患者さんに口腔ケアを行うことによって，粘膜炎のグレードは変化したか？

（サンプルファイル名：OralCare.rda）

STEP 1 データの確認

例題1とのちがいは，対象とするデータが粘膜炎のグレードという順序変数だという点です．データファイルには口腔ケアの前後の粘膜炎のグレード（0，1，2，3，4）のデータがBeforeA，AfterAという変数の中に含まれています．順序変数ですのでノンパラメトリック検定であるWilcoxon符号付順位和検定を使用します．

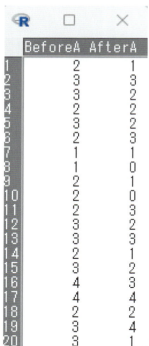

図11　OralCare.rdaの内容

STEP 2 実際の解析と結果の解釈

▶ 統計解析
　▶ ノンパラメトリック
　　▶ 対応のある2群間の比較（Wilcoxon符合付順位和検定）

112

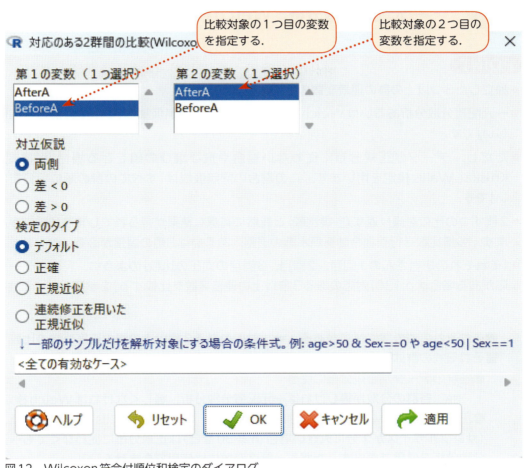

図12　Wilcoxon符合付順位和検定のダイアログ

図13　Wilcoxon符合付順位和検定の結果

　Wilcoxon符号付順位和検定の P 値は0.028であり，口腔ケアによって口腔粘膜炎のグレードが有意に軽減することがわかりました．

解答 ②

　Wilcoxon符号付順位和検定で口腔ケアの前後の口腔粘膜炎グレードを比較すると P 値は0.028であり，粘膜炎グレードの有意な低下がみられた．

独立した3群以上の間の連続変数を比較する
～一元配置分散分析，Welch検定，Kruskal-Wallis検定～

POINT
- 独立した3つ以上の群の連続変数の平均値を比較します．
- 一元配置分散分析あるいはWelch検定を用います．帰無仮説は「すべての群の平均値は等しい」です．
- ただし，データが正規分布に従わない場合や飛び飛びの値をとる場合（順序変数）はKruskal-Wallis検定を用います．この場合の帰無仮説は「すべての群の順位の分布は等しい」です．
- 2群ずつの比較を繰り返す（多重比較）と偶然に有意な結果が得られてしまう危険性が高まります．多重比較を行う場合は有意水準の調整，あるいはP値の調整が必要になります．
- 「それぞれの患者さんの1回目，2回目，3回目の血圧の比較」のように，各群のデータに対応がある場合はp.130「対応のある3群以上の連続変数を比較する」を参照してください．

■それぞれの群の間に対応がある　⇒　対応のある3群以上の間の連続変数の比較
■それぞれの群は独立している（群間に対応がない）
　●各群のデータが正規分布に従う
　　　⇒　各群の分散が等しければ一元配置分散分析，等しくなければWelch検定
　●正規分布に従わない，あるいは順序変数　⇒　Kruskal-Wallis検定
（サンプルサイズが十分に大きい場合（n≧30など）は正規分布に従わなくても一元配置分散分析を使用できます．ただし，順序変数には使用できません．）

例題 ①
リンパ腫の患者さんの血清LDH値は病理組織型（A，B，C）によって異なるか？
（サンプルファイル名：LDH.rda）

STEP 1　データの確認
データファイルには病理組織型（Group：A，B，C）のデータと血清LDH値のデータ（LDH，単位はIU/L）が含まれています．

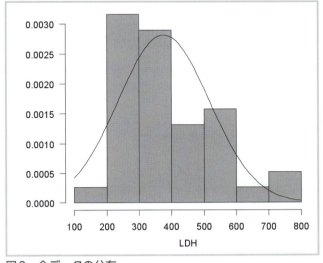

図1 LDH.rdaの内容　　図2 全データの分布

STEP 2 解析方法の選択

▶ 統計解析
　▶ 連続変数の解析
　　▶ 正規性の検定

　まず全体のデータをながめてみましょう．正規分布から大きくずれているとはいえませんが，LDHのように腫瘍の勢いを表す変数は，腫瘍が指数関数的に増殖することを反映するので，対数変換すると正規分布に近づく場合があります．実際，全体のデータで見ると，対数変換前はShapiro-Wilk検定で正規性は棄却されてしまいますが，対数変換後は正規性は棄却されません．

独立した3群以上の間の連続変数を比較する

▶ アクティブデータセット
　　▶ 変数の操作
　　　　▶ 連続変数を対数変換する

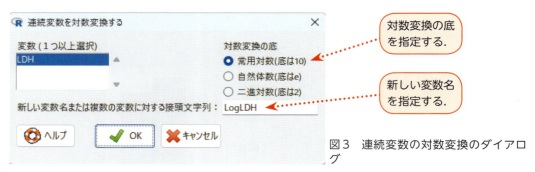

図3　連続変数の対数変換のダイアログ

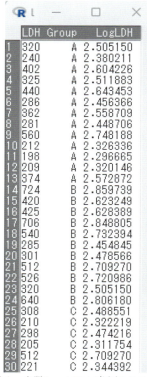

図4　変数LogLDHが追加された

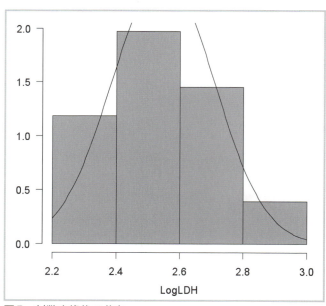

図5　対数変換後の分布

```
> shapiro.test(LDH$LDH)              > shapiro.test(LDH$LogLDH)

        Shapiro-Wilk normality test          Shapiro-Wilk normality test

data:  LDH$LDH                       data:  LDH$LogLDH
W = 0.9248, p-value = 0.01381        W = 0.9604, p-value = 0.1962
```

図6　対数変換前(左)と対数変換後(右)のShapiro-Wilkの正規性検定結果

　各群のデータが正規分布に従うかどうかもヒストグラムで確認してみます.

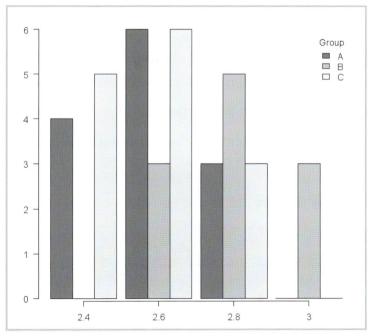

図7　群別のヒストグラム

　どの群のデータも視覚的におおよそ正規分布に従いそうな印象です．サンプル数が少ないのであまり有用ではありませんが，群別に正規性の検定を行っても正規性は棄却されません．次に一元配置分散分析を用いるかWelch検定を用いるかの判断のために各群の分散が等しいかについてBartlett検定を行います．

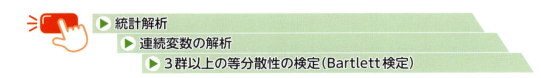

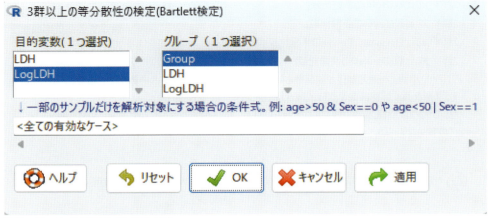

図8　Bartlett検定のダイアログ

E 独立した3群以上の間の連続変数を比較する

```
> cat(gettext(domain="R-RcmdrPlugin.EZR", "Bartlett te
+ "p.value"), " = ", signif(res$p.value, digits=3),
+ ", sep="")
Bartlett検定 P値 = 0.97
```

図9　Bartlett検定の結果

　Bartlett検定の結果，等分散性も棄却されなかった（$P=0.97$）ので一元配置分散分析を用いることとしました．

STEP 3 実際の解析と結果の解釈

▶ 統計解析
　▶ 連続変数の解析
　　▶ 3群以上の間の平均値の比較（一元配置分散分析 one-way ANOVA）

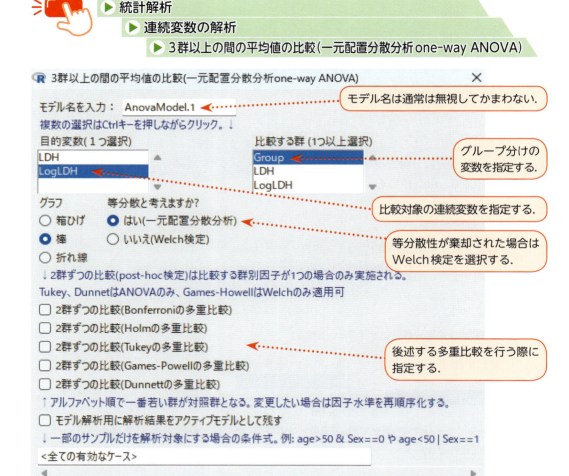

図10　一元配置分散分析のダイアログ

・118・

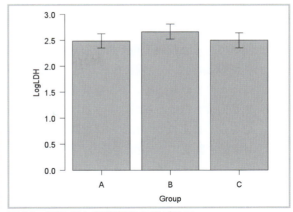

図11 一元配置分散分析の結果　　　図12 平均値と標準偏差の棒グラフ

　対数変換した血清LDH値の平均はA群で2.49，B群で2.67，C群で2.50で，一元配置分散分析のP値は0.0064であり，3群の間に有意差があるという結果が得られました．

　なお，対数変換した平均値は理解しにくいので，元のデータに再変換することができます．今回は10を底とした対数変換を行いましたので，それぞれの対数変換後の平均値について10のべき乗の計算を行います．EZRでのべき乗の演算子は「^」です．スクリプトウィンドウに計算式を書き込んで，それぞれの行で「実行」ボタンをクリックすれば計算結果が出力ウィンドウに表示されます．こうして得られた値は幾何平均値と呼びます．

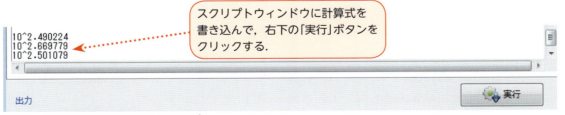

図13 幾何平均値を計算するスクリプト

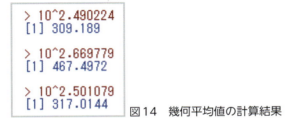

図14 幾何平均値の計算結果

　A，B，C群の血清LDHの幾何平均値はそれぞれ309.2，467.5，317.0 IU/Lであることがわかります．

STEP 4 多重比較

さて，一元配置分散分析で有意な結果が得られました．しかし，これは「すべての群の平均値が等しい」という帰無仮説が棄却されただけであり，実際にどの群の間に有意差があるのかはわかりません．そこで，各群間同士の比較を繰り返す多重比較を行ってみましょう．比較検定を何度も行うと本当は有意差はないのに偶然に有意な結果を得てしまうという多重比較の問題を生じますので，有意水準を調整する（有意と判定する P 値の閾値を低い値にする），あるいは P 値を調整する（検定結果の P 値を高い値にする）ことが必要になります．EZR では P 値を調整していますので，得られた結果については有意水準は 0.05 のままで判定してかまいません．EZR では t 検定の多重比較としては Tukey 法（正確にいうと，各群のサンプルサイズが異なる場合は Tukey-Kramer 法），Dunnett 法，Bonferroni 法，Holm 法を選択できます．Tukey 法は検出力が高く，広く用いられています．Dunnett 法はいずれか 1 つの群を対照群として，それ以外の群と比較する場合に用います（無治療群と治療 A，B，C の群があるような場合）．Bonferroni 法はそれぞれのペアの検定で得られた P 値に，比較するペアの数でかけあわせる（A と B，A と C，B と C で比較したなら 3 倍）ので，ペアの数が多い場合には検出感度が著しく低下します．Holm 法は Bonferroni 法よりもやや感度が高くなります．

多重比較の検定は先ほどの一元配置分散分析のダイアログで多重比較のチェックボックスに印をつけておくだけで実行できます．ここでは Bonferroni 法と Tukey 法を試してみましょう．

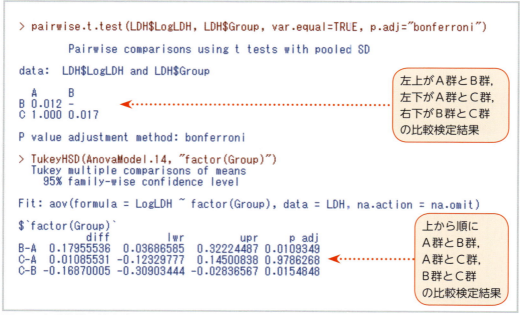

図15 多重比較の検定結果

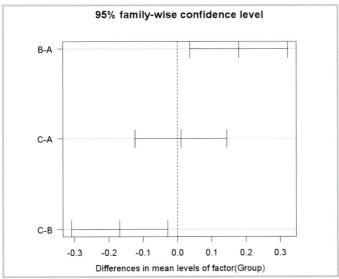

図16 多重比較（Tukey法）での群間差の95％信頼区間

　いずれの多重比較の方法においてもA群とB群の間と，B群とC群の間に有意差があることがわかりました．なお，Tukey法を選択すると各ペアの平均値の差とその95％信頼区間を示すグラフが表示されます．この信頼区間が0をまたいでいなければ有意差があるということになります．

解答 ①

　リンパ腫患者さんの血清LDH値を対数変換後に一元配置分散分析で比較したところ，有意差が得られた．多重比較ではA群とB群の間と，B群とC群の間に有意差があることが判明した．A，B，C群のLDH値の幾何平均値は順に309.2, 467.5, 317.0 IU/Lであった．

例題 ②

リンパ腫の患者さんの血清LDH値は病理組織型（A，B，C）によって異なるか？

（サンプルファイル名：LDH.rda）

STEP 1　データの確認

　お気づきのように例題1と全く同じ出題です．正規性が棄却された血清LDH値について，先ほどは対数変換を行ってから解析しましたが，今回はそのままの値でノンパラメトリック検定を試してみましょう．

E 独立した3群以上の間の連続変数を比較する

STEP 2 実際の解析と結果の解釈

▶ 統計解析
　▶ ノンパラメトリック
　　▶ 3群以上間の比較（Kruskal-Wallis検定）

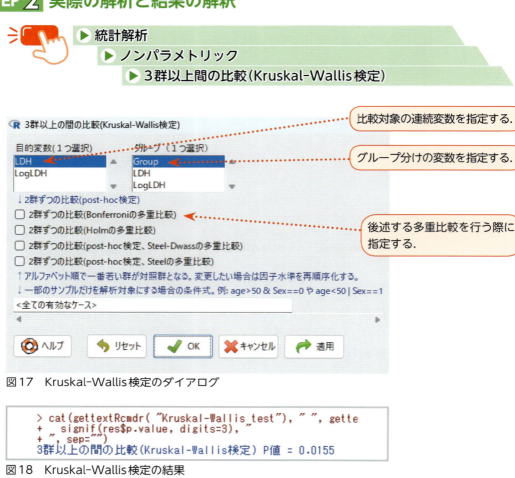

図17　Kruskal-Wallis検定のダイアログ

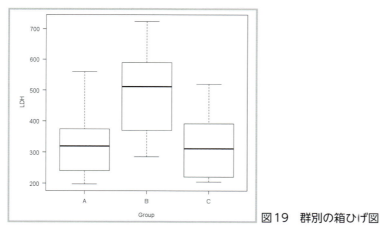

図18　Kruskal-Wallis検定の結果

図19　群別の箱ひげ図

　Kruskal-Wallis検定のP値は0.016であり，すべての群の順位の分布が等しいという帰無仮説は棄却されました．

・122・

STEP 3 多重比較

　連続変数のノンパラメトリック検定の多重比較では，Tukey法に相当するのがSteel-Dwass法，Dunnett法に相当するのがSteel法になります．Bonferroni法やHolm法は検定で得られたP値を調整するだけですので，どのような検定方法でも同じように使用できます．ここではHolm法とSteel-Dwass法を試してみましょう．

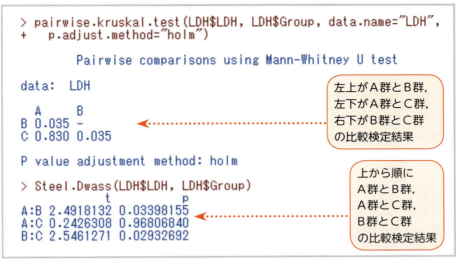

図20　多重比較の検定結果

解答 ②

　リンパ腫患者さんの血清LDH値をKruskal-Wallis検定で比較したところ，有意差が得られた．多重比較ではA群とB群の間と，B群とC群の間に有意差があることが判明した．

2つの因子で群別化した連続変数を比較する
～二元配置分散分析～

POINT
- 2つの因子で群別化した連続変数の平均値を比較します．
- 二元配置分散分析を用います．帰無仮説は「各群の平均値に差はない」です．
- ただし，データが正規分布に従わない場合や飛び飛びの値をとる場合（順序変数）は二元配置分散分析を使用することはできません．
- 一方の因子の影響が他方の因子によって変化する場合があります．このような場合を「交互作用がある」といいます（交互作用についてはコラムを参照）．有意な交互作用があるかどうかについても検定を行います．
- 群別化する因子のうちの一方が「それぞれの患者さんで繰り返して測定した1回目，2回目，3回目の血圧の比較」のように，各群のデータに対応がある場合はp.130「対応のある3群以上の連続変数を比較する」を参照してください．

■ 群別化因子の一方で，各群間に対応がある ⇒ 対応のある3群以上の連続変数の比較
■ いずれの群別化因子においても各群は独立している（各群間に対応がない）
　各群のデータが正規分布に従い，かつ各群の分散が等しければ二元配置分散分析
　その他の場合の検定はEZRでは実施できない

例題 ①

若年患者さんが多い病院Aと高齢患者さんが多い病院Bで，男女別のヘモグロビン（Hb）値を比較する．病院群，性別はHb値に有意な影響を及ぼすか？

（サンプルファイル名：Hb.rda）

STEP 1 データの確認

データファイルには病院を示す変数（Hospital：A，B）のデータ，性別を示す変数（Sex：F，M），ヘモグロビン値のデータ（Hb，単位はg/dL）が含まれています．

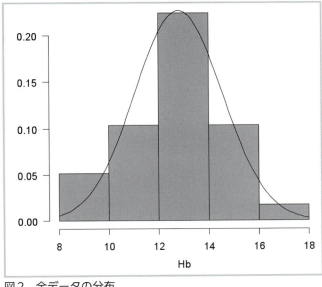

図1 Hb.rda の内容

図2 全データの分布

STEP 2 解析方法の選択

各群のデータが正規分布に従うかどうかもヒストグラムで確認してみます．

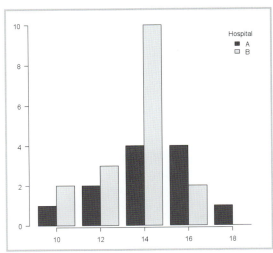

図3 病院別のヒストグラム

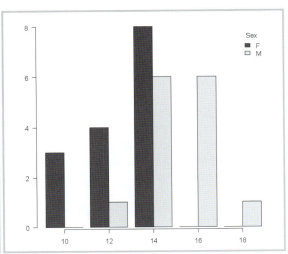

図4 性別のヒストグラム

2つの因子で群別化した連続変数を比較する

　病院で分けても性別で分けても，いずれの群のデータも視覚的におおよそ正規分布に従いそうな印象です．女性群は偏っていますが，正規性は棄却されないので，許容することにしましょう．次に各群の分散が等しいかどうかを検定します．

▶ 統計解析
　▶ 連続変数の解析
　　▶ 2群の等分散性の検定（F検定）

```
> cat(gettext(domain="R-RcmdrPlugin.EZR'
+   gettext(domain="R-RcmdrPlugin.EZR",
+   digits=3),
+   ", sep="")
F検定 P値 = 0.296
```
図5　病院別での等分散のF検定

```
> cat(gettext(domain="R-RcmdrPlugin.EZR'
+   gettext(domain="R-RcmdrPlugin.EZR",
+   digits=3),
+   ", sep="")
F検定 P値 = 0.93
```
図6　性別での等分散性のF検定

　F検定の結果，等分散性も棄却されなかった（$P=0.30$，$P=0.93$）ので二元配置分散分析を用いることとしました．

STEP 3　実際の解析と結果の解釈

▶ 統計解析
　▶ 連続変数の解析
　　▶ 複数の因子での平均値の比較
　　　（多元配置分散分析 multi-way ANOVA）

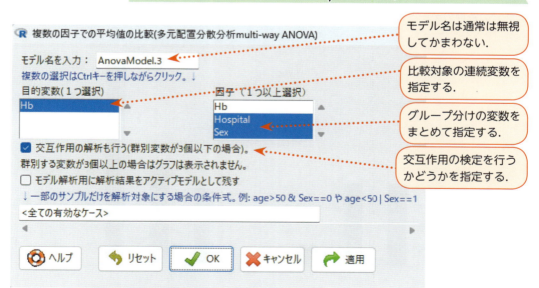
図7　多元配置分散分析のダイアログ

二元配置分散分析の結果の解釈は少々複雑です．まず，出力ウィンドウを少し上のほうにスクロールすると，平均値，標準偏差，サンプル数(患者数)のサマリーが表示されています．

```
> tapply(TempDF$Hb, list(Hospital=TempDF$Hospital, Sex=TempDF$Sex), mean,
+   na.rm=TRUE) # means
          Sex
Hospital      F      M
       A 11.7 15.18
       B 11.6 13.40
```
2つの因子で4群に分けた各群の平均値
左上が病院Aの女性，右上が病院Aの男性，
左下が病院Bの女性，右下が病院Bの男性

```
> tapply(TempDF$Hb, list(Hospital=TempDF$Hospital, Sex=TempDF$Sex), sd,
+   na.rm=TRUE) # std. deviations
          Sex
Hospital          F         M
       A 1.216553 0.7085196
       B 1.425282 1.1335784
```
2つの因子で4群に分けた各群の標準偏差
左上が病院Aの女性，右上が病院Aの男性，
左下が病院Bの女性，右下が病院Bの男性

```
> tapply(TempDF$Hb, list(Hospital=TempDF$Hospital, Sex=TempDF$Sex), function(x)
+   sum(!is.na(x))) # counts
        Sex
Hospital F M
       A 7 5
       B 8 9
```
2つの因子で4群に分けた各群のサンプル数
左上が病院Aの女性，右上が病院Aの男性，
左下が病院Bの女性，右下が病院Bの男性

図8　各群の平均値，標準偏差，サンプル数の要約

　最後に分散分析表が表示されます．各群の平均値と標準偏差を示すグラフも同時に出力されます．分散分析表をしっかりと読むためには分散分析の理論についての知識が必要ですが，本書では割愛します．単純にP値の列[Pr>(F)]をご覧ください．上から順にY切片，病院群の影響，性別の影響，病院群と性別の間の交互作用の検定のP値が示されています．

　まず，最初に交互作用の検定結果を見てみましょう．交互作用のP値は0.075です．有意水準に到達していませんが，病院群の影響と性別の影響に交互作用がみられる傾向があるといってよいでしょう．交互作用があるというのは，それぞれの影響が他方の値によって変化するということです．群別のHb値の平均値のグラフ(図10)を見るとわかるように，男性では病院Aと病院Bの間にHb値の差がみられるのに対して，女性では病院Aと病院Bの間に差がみられません．すなわち，Hb値の病院間差は男性のほうが女性よりも大きいということになります(男性は高齢者の多い病院BでHb値の平均が低下していますが，女性は年齢によるHb値の低下が乏しいということでしょう)．

　次に，各因子の影響についてみていきます．交互作用が存在するときの各因子の影響の解釈は難しくなりますが，例えば病院群の影響のP値は，男女を含めた全体の影響をみた値になります．病院群の影響のP値は0.048なので，病院Aと病院BでHb値は有意に異なるという結果です．性別の影響のP値も4.4×10^{-6}と非常に低い値なので，Hb値は性別によって有意に異なるということになります．交互作用が有意になった場合は単純主効果検定などの下位検定でより詳細な解析を行う必要がありますが，これも複雑になりますので本書では割愛いたします(病院A，Bに分けたそれぞれのサブグループにおいて性別で比較する，男女に分けたそれぞれのサブグループで病院群別に比較するなど)．

127

F 2つの因子で群別化した連続変数を比較する

```
> Anova(AnovaModel.1, type="III")
Anova Table (Type III tests)

Response: Hb
                           Sum Sq Df   F value    Pr(>F)
(Intercept)                4648.8  1 3284.1968 < 2.2e-16 ***
Factor1.Hospital              6.1  1    4.3127   0.04826 *
Factor2.Sex                  48.2  1   34.0171 4.407e-06 ***
Factor1.Hospital:Factor2.Sex  4.9  1    3.4439   0.07531 .
Residuals                    35.4 25
---
Signif. codes:  0 '***' 0.001 '**' 0.01 '*' 0.05 '.' 0.1 ' ' 1
```

（吹き出し）上から順にY切片，病院群の影響，性別の影響，病院群別と性別の間の交互作用の検定のP値

図9　二元配置分配分析の検定結果（分散分析表）

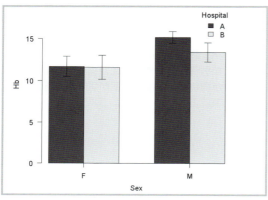

図10　病院別・性別のHbの平均値と標準偏差の棒グラフ

解答 ①

　ヘモグロビン値は病院群別で比較するとP値は0.048で，病院Aと病院Bの間に有意差が見られた．また，性別についてもP値が4.4×10^{-6}で有意な影響がみられた．ただし，病院群と性別の間に有意ではないもののP値0.075の交互作用がみられたので，結果の解釈には注意を要する．

COLUMN

交互作用

　変数Aが変数Bに及ぼす影響の大きさが第3の因子Cによって変化することを交互作用といいます．例えばある治療を行うと，若年者では生存期間が延長するのに対して，高齢者では生存期間の延長効果がみられないような場合，年齢が治療の有用性に対して交互作用を及ぼしていることになります．「交絡」（p.15参照）と混同される場合がありますが，異なるものですので注意してください．
　交互作用については折れ線グラフで見てみるとわかりやすくなります．

▶グラフと表
　　　　▶折れ線グラフ(平均値)

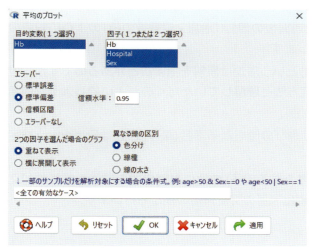

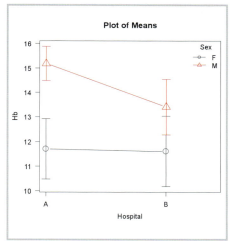

図11　平均値のプロットのダイアログ

図12　病院別・性別のHbの平均値と標準偏差の折れ線グラフ

　もし，病院群と性別の間に交互作用がなければ，この2本の直線は平行になるはずですが，この折れ線グラフから，病院Bで幅が狭くなっていることがわかります．さらにデータに少し手を加えて極端な例を作り出してみましょう．下の左図のように直線が交差するような場合もあります．互いの因子の影響を消し合っているので「相殺効果」ということになります．一方，下の右図では病院Aでも男性のHb値が高いのですが，病院Bではさらにその差が広がります．このような場合は互いの因子の間に「相乗効果」があるということになります．

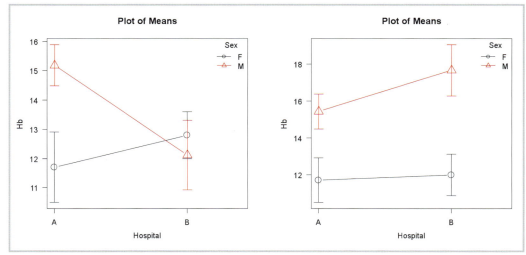

図13　相殺効果（左）と相乗効果（右）の例

・129・

G 対応のある3群以上の連続変数を比較する
～反復測定分散分析，Friedman検定～

POINT

● 個々の患者さんの「治療前の値」，「治療1週間後の値」，「治療2週間後の値」のように対応のある3群以上の連続変数の平均値を比較します．

● 反復測定分散分析を用います．「反復測定」という表現は誤解を招くことがあるのですが，対応のあるt検定を3群以上に拡張した検定方法と理解していただくのがよいでしょう．帰無仮説は「各群の平均値に差はない」です．

● データが正規分布に 従わない場合や飛び飛びの値をとる場合（順序変数）はFriedman検定を使用します．

● 反復測定分散分析は反復測定の因子（対応のある因子）の他に群別化する因子も解析に加えることができます．反復測定の因子と群別化因子の交互作用の検定も行います．

各群のデータが正規分布に従い， かつ2群ずつのペアの差の分散がすべて等しければ（すなわち球面性の仮定が成立すれば）反復測定分散分析，球面性の検定が棄却されれば補正を行う，あるいは多変量分散分析
正規分布に従わない場合や順序変数の場合はFriedman検定

例題 ①

ある抗がん化学療法を3回繰り返して実施すると，各治療コースにおける好中球減少（500/μL未満）期間は延長するか？

（サンプルファイル名：Neutropenia.rda）

STEP 1 データの確認

　　データファイルには各治療コースでの好中球減少期間（日数）の変数（Course1，Course2，Course3）のデータ，年齢を示す変数（Age：60歳以上がHigh，60歳未満がLow）が含まれています．好中球は白血球の一種で，末梢血の好中球数が500/μL未満になると感染症のリスクが高まることが知られています．

　　反復測定分散分析を行う場合は，時系列に沿って対応のある因子については，変数名を付ける際にアルファベット順に並ぶようにしておいてください．今回の例ですと，「Course」までは同じですので，その次の文字である「1」，「2」，「3」で判断され，ちょうど時系列に並ぶことになります．もしこれが「CourseOne」，「CourseTwo」，「CourseThree」という変数名になっていたら，グラフでは「CourseOne」，「CourseThree」，「CourseTwo」の順に表示されてしまいます．なぜなら，「CourseTwo」と「CourseThree」を比較すると，「CourseT」までは

同じですが，次の文字が「h」のほうが「w」よりもアルファベット順で早いので，「CourseThree」のほうが先と判断されてしまうのです．

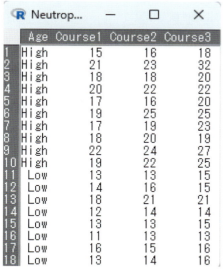

図1　Neutroenia.rdaの内容

STEP 2 解析方法の選択

各群のデータが正規分布に従うかどうかについて，サンプル数は少ないものの，形式的に正規性の検定を行いながらヒストグラムでも視覚的に確認してみます．

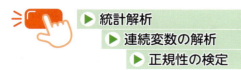

▶ 統計解析
　▶ 連続変数の解析
　　▶ 正規性の検定

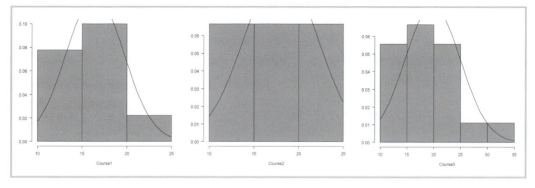

図2　左から順にCourse1，Course2，Course3の分布

G 対応のある3群以上の連続変数を比較する

```
> shapiro.test(Neutropenia$Course1)
        Shapiro-Wilk normality test
data:  Neutropenia$Course1
W = 0.9597, p-value = 0.5968

> shapiro.test(Neutropenia$Course2)
        Shapiro-Wilk normality test
data:  Neutropenia$Course2
W = 0.9149, p-value = 0.105

> shapiro.test(Neutropenia$Course3)
        Shapiro-Wilk normality test
data:  Neutropenia$Course3
W = 0.9378, p-value = 0.2655
```

図3　左から順にCourse1，Course2，Course3の正規性検定結果

あまりきれいな分布ではないですが，許容範囲内としましょう．

なお，反復測定分散分析を行う際には，対応のある因子で分けた群間（ここではCourse1，Course2，Course3）の差の分散がすべてのペアで等しいという仮定（これを球面性の仮定といいます）が成立することが必要ですが，この仮定の検定は反復測定分散分析を実施すると表示されますので，まずは解析を実施してみましょう．

STEP 3　実際の解析と結果の解釈

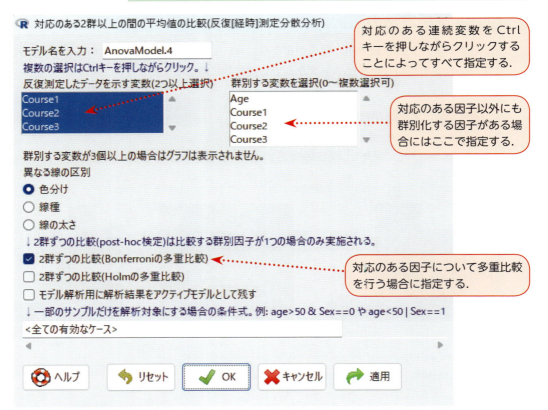

図4　反復測定分散分析のダイアログ

反復測定分散分析の結果の解釈も複雑です．各群の平均値と標準偏差を示すグラフも同時に出力されていますが，出力ウィンドウを少し上のほうにスクロールすると分散分析表が見つかります．

上から順にY切片と対応のある因子(Time)のP値

```
> summary(res, multivariate=FALSE)

Univariate Type III Repeated-Measures ANOVA Assuming Sphericity

                 SS num Df Error SS den Df       F    Pr(>F)    
(Intercept) 17640.3      1   829.04     17 361.727 6.796e-13 ***
Time          100.1      2    86.52     34  19.678 2.102e-06 ***
---
Signif. codes:  0 '***' 0.001 '**' 0.01 '*' 0.05 '.' 0.1 ' ' 1
```

Rでは10のべき乗はeを用いて表される．2.102e-06は2.102×10^{-6}を意味する．

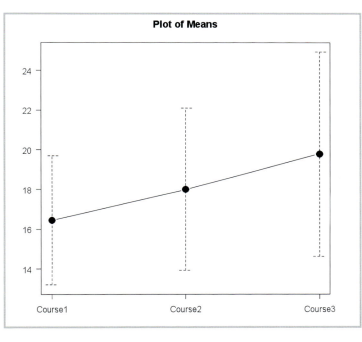

図5　反復測定分散分析の結果(分散分析表)

図6　平均値と標準偏差の折れ線グラフ

分散分析表の詳細は割愛して単純にP値の列[Pr＞(F)]を見てみましょう．上から順にY切片，対応のある因子(Timeの行)のP値が示されています．対応のある因子のP値は2.1×10^{-6}と高度に有意な値になっているので，治療コースによって好中球減少期間は有意に異なるということになります．

しかし，まだ反復測定分散分析の前提となる球面性の仮定について確認していませんでしたね．

G 対応のある3群以上の連続変数を比較する

```
Mauchly Tests for Sphericity

        Test statistic p-value
Time          0.76957 0.12302


Greenhouse-Geisser and Huynh-Feldt Corrections
 for Departure from Sphericity

        GG eps Pr(>F[GG])
Time 0.81273   1.43e-05 ***
---
Signif. codes:  0 '***' 0.001 '**' 0.01 '*' 0.05 '.' 0.1 ' ' 1

        HF eps   Pr(>F[HF])
Time 0.8864683 6.713041e-06
```

> Mauchlyの球面性仮定の検定のP値．これが有意となった場合は球面性仮定が成立しないため，以下のいずれかの補正を用いるか，あるいは高度に有意な場合は多変量分散分析に変更する．

> Greenhouse-Geisser法による補正P値

> Huynh-Feldt法による補正P値

図7　球面性検定の検定結果と球面性が棄却された場合の補正P値

　球面性検定のP値は0.12なのでこのまま反復測定分散分析の結果を採用します．この検定結果が有意になった場合はGreenhouse-Geisser法やHuynh-Feldt法で補正を行うか，あるいは高度に有意な場合は多変量分散分析に変更することになりますが，多変量分散分析については本書では割愛します．

```
> pairwise.pairedt.test(with(TempDF, cbind(Course1,
+   "Neutropenia", p.adjust.method="bonferroni")

        Pairwise comparisons using Paired t-test

data:  Neutropenia

        Course1 Course2
Course2 0.00283 -
Course3 0.00014 0.01731

P value adjustment method: bonferroni
```

> 左上がCourse1とCourse2，左下がCourse1とCourse3，右下がCourse2とCourse3の比較検定結果

図8　多重比較の検定結果

　最後に，Bonferroni法での多重比較の結果を見てみましょう．1コース目と2コース目，2コース目と3コース目，1コース目と3コース目の比較のすべてが有意という結果でした．

解答①

　反復測定分散分析のP値は2.1×10^{-6}で，好中球減少期間は各コースの間で有意に異なることが判明した．多重比較の結果，1コース目と2コース目，2コース目と3コース目，1コース目と3コース目のいずれの比較においても有意差が検出された．

例題 ②

ある抗がん化学療法を3回繰り返して実施すると，各治療コースにおける好中球減少期間は徐々に延長することがわかったが，その延長の程度は高齢者と若年者で異なるか？

(サンプルファイル名：Neutropenia.rda)

STEP 1 データの確認

　　データファイルは例題1と同じです．今回は応用編で，何コース目か？という対応のある因子に加えて，年齢（高齢者あるいは若年者）という因子も含めて解析します．
　　このような場合，対応のある因子はそれぞれの患者さんの中での変動をみる因子ですので個体内要因，年齢は患者さんの間の変動をみる因子ですので個体間要因と呼ばれます．

STEP 2 実際の解析と結果の解釈

▶ 統計解析
　▶ 連続変数の解析
　　▶ 対応のある2群以上の間の平均値の比較
　　　（反復[経時]測定分散分析）

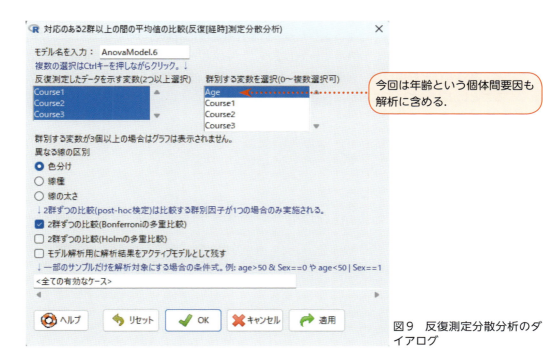

図9　反復測定分散分析のダイアログ

135

G 対応のある3群以上の連続変数を比較する

> 上から順にY切片，個体間要因である年齢（Age），個体内要因であるコース数（Time），両者の間の交互作用のP値

```
> summary(res, multivariate=FALSE)

Univariate Type III Repeated-Measures ANOVA Assuming Sphericity

                SS num Df Error SS den Df      F      Pr(>F)
(Intercept)   16787.6    1   351.70    16 763.7218 6.231e-15 ***
Factor1.Age     477.3    1   351.70    16  21.7156 0.0002614 ***
Time             90.4    2    70.35    32  20.5580 1.612e-06 ***
Factor1.Age:Time 16.2    2    70.35    32   3.6773 0.0365158 *
---
Signif. codes:  0 '***' 0.001 '**' 0.01 '*' 0.05 '.' 0.1 ' ' 1

Mauchly Tests for Sphericity

                 Test statistic p-value
Time                    0.85649  0.3129
Factor1.Age:Time        0.85649  0.3129
```

> Mauchlyの球面性仮定の検定のP値

図10　反復測定分散分析の結果（分散分析表と球面性の測定）

　早速結果を見てみましょう．反復測定分散分析の前提となる球面性の仮定に問題がない（$P=0.31$）ことは前回と同様です．分散分析表は前回の表に加えて個体間要因である年齢，個体間要因と個体内要因の間の交互作用の検定結果が含まれています．

　今回，知りたかったことは「好中球減少期間のコースごとの延長の程度は高齢者と若年者で異なるか」ですので，この交互作用が最も重要なポイントです．交互作用のP値は0.037ですので，好中球減少期間のコースごとの延長の程度は高齢者と若年者で有意に異なるということになります．

　交互作用が有意となってしまったので，年齢による差，あるいはコース数による差の検定結果は解釈が難しくなってしまいましたが，いずれも高度に有意という結果でした．平均値の折れ線グラフを見るのがわかりやすいでしょう．コースごとに好中球減少期間は延長していくこと，高齢者ほど好中球減少期間が長いということ，そして高齢者と若年者の差はコースを重ねるごとに広がっていくことが読みとれると思います．

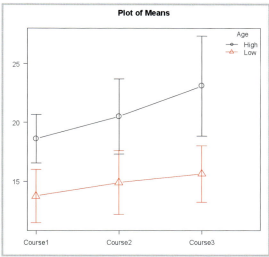

図11　年齢別の好中球減少期間の相殺

解答❷

　ある抗がん化学療法を3回繰り返して実施すると，各治療コースにおける好中球減少期間は徐々に延長するが，その延長の程度は高齢者のほうが若年者よりも有意に大きい．

H 2つの連続変数の相関を評価する

POINT

- 相関係数は2つの連続変数の関連の強さを評価する指標です．
- 相関係数(r)は−1と1の間の値をとり，2つの連続変数がどの程度一緒に動くかを表します．相関係数が正の値の場合は2つの変数はともに増減し，負の値の場合は一方が増加すれば他方は減少するという逆の変動を示します．Rの絶対値が1に近いほど強い相関があるといえます．
- 相関の検定の帰無仮説は「2つの連続変数の間に全く関連がない」です．相関の程度が弱くても，サンプル数が大きくなるとP値は小さくなるので，P値が小さいからといって相関が強いとは限りません．
- データが正規分布に従わない場合や飛び飛びの値をとる場合(順序変数)はSpearmanの順位相関係数で評価します．

■両群のデータがいずれも正規分布に従う場合 ⇒ Pearsonの相関係数で評価する．
■正規分布に従わない場合や順序変数の場合 ⇒ Spearmanの順位相関係数で評価する．

例題 1

在宅介護を受けている体力が低下した高齢者において，肺活量と握力の間に相関はあるか？

(サンプルファイル名：FVC.rda)

STEP 1 データの確認

データファイルには努力性肺活量の変数(FVC，単位はmL)のデータ，握力を示す変数のデータ(Grip，単位はkg)が含まれています．

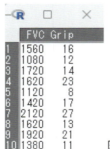

図1 FVC.rdaの内容

STEP 2 解析方法の選択

各データが正規分布に従うかどうかについて，サンプル数は少ないものの，形式的に正規性の検定を行いながらヒストグラムでも視覚的に確認してみます．

▶ 統計解析
　▶ 連続変数の解析
　　▶ 正規性の検定

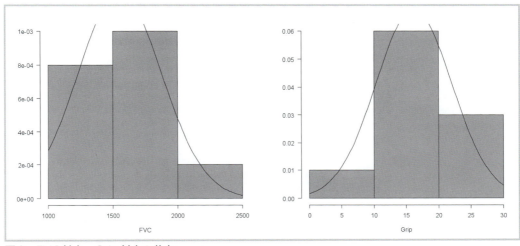

図2　FVC（左），Grip（右）の分布

```
> shapiro.test(FVC$FVC)                > shapiro.test(FVC$Grip)
        Shapiro-Wilk normality test            Shapiro-Wilk normality test
data:  FVC$FVC                         data:  FVC$Grip
W = 0.9676, p-value = 0.8676           W = 0.9597, p-value = 0.783
```

図3　FVC（左），Grip（右）への正規性検定結果

サンプル数が少ないので検定結果は不確実ですが，少なくとも正規分布を大きく逸脱することはなさそうですので，Pearsonの相関係数の解析を行いましょう．

STEP 3 実際の解析と結果の解釈

▶ 統計解析
　▶ 連続変数の解析
　　▶ 相関係数の検定（Pearsonの積算相関係数）

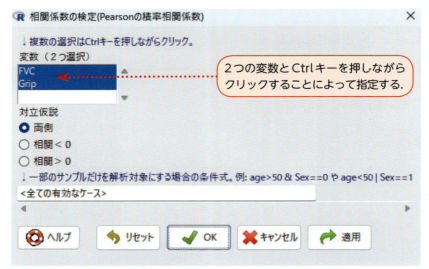

図4　相関係数の検定のダイアログ

図5　相関係数の検定結果

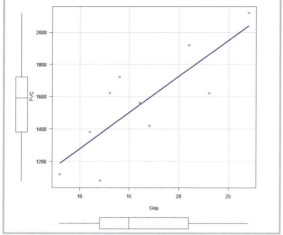

図6　散布図

相関係数は正の値で，かつ0.82と1に近い数値でしたので，肺活量と握力の間には強い正の相関があるといえそうです．これは散布図を見ることによって視覚的に確認できます．検定結果でもP値は0.0040ですので，この相関は有意（偶然ではない）ということになります．

なお，相関係数の絶対値と相関の強さの目安としては，0.2未満で「ほとんど相関なし」，0.2～0.4で「弱い相関あり」，0.4～0.7で「相関あり」，0.7以上で「強い相関あり」というような表現が用いられることがあります．

解答 ①

在宅介護を受けている体力が低下した高齢者において，肺活量と握力の間には相関係数0.815の強い正の相関があり，両者の相関はP値0.0040で統計学的に有意であった．

例題 ②

試験紙での尿蛋白の定性検査の結果は，同じサンプルをピロガロールレッド法で定量した結果と相関するか？

（サンプルファイル名：TestStrip.rda）

STEP 1 データの確認

データファイルには定量での尿中蛋白量の変数（Protein，単位はmg/dL）のデータと試験紙法での尿蛋白定性結果のデータ（TestStrips，「−」と「±」が0，「1+」が1，「2+」が2，「3+」が3）含まれています．当然，強い相関がみられることが予想されますが，練習のために解析してみましょう．

	Protein	TestStrips
1	8	0
2	21	0
3	45	1
4	130	2
5	274	3
6	310	2
7	94	2
8	52	1
9	36	1
10	98	1
11	62	1
12	16	0
13	23	0
14	242	2
15	394	3
16	71	1

図7 TestStrip.rdaの内容

2つの連続変数の相関を評価する

STEP 2 解析方法の選択

　試験紙法での結果は順序変数ですので，ノンパラメトリック法であるSpearmanの順序相関係数を計算します．この方法は，それぞれの変数について値の大きさで並び替えを行い，その順位の数値に対してPearsonの相関係数を計算するものです．

STEP 3 実際の解析と結果の解釈

 ▶ 統計解析
　　　　▶ ノンパラメトリック検定
　　　　　　▶ 相関係数の検定（Spearmanの順序相関係数）

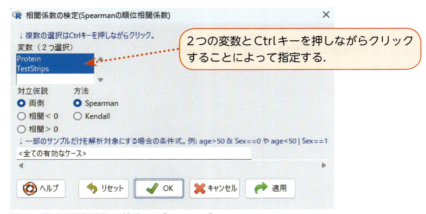

図8　順序相関係数の検定のダイアログ

図9　順序相関係数の検定結果

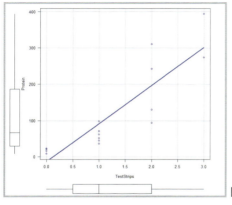

図10　散布図

142

順位相関係数は正の値で，かつ0.93と1に近い数値でしたので，試験紙法での定性結果は定量法の結果と強い正の相関があるといえます．検定結果でもP値は1.3×10^{-7}と高度に有意ですのでこの相関は偶然ではないということになります．

> **解答❷**
>
> 試験紙での尿蛋白の定性検査結果と同じサンプルをピロガロールレッド法で定量した結果は，順位相関係数0.93の強い相関を示す．この相関は$P=1.3 \times 10^{-7}$で統計学的に有意である．

COLUMN

直線相関と曲線相関

Pearsonの相関係数は2つの連続変数が直線的な相関関係にあるかどうかを評価するものです．散布図で視覚的に見ると，おおよそ一直線に並んでいるかどうかが直線的な相関関係（線形相関）です．よって，2つの連続変数に相関があったとしても，その相関が直線的でなければPearsonの相関係数では相関関係として検出することはできません．例えば，図のxとyは$y=x^2-x$の相関関係にありますが，直線的な相関ではありません．このxとyの相関係数は0に近い値になります．

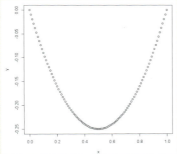

図11　$y=x^2-x$の相関

COLUMN

相関と回帰

相関は2つの連続変数の関連の強さを評価するもので，2つの変数の関係は同等です．一方，回帰とはある結果を表す変数（従属変数，目的変数）をその他の変数（独立変数，説明変数）によってどの程度説明（予測）できるかを示すものですので，2つの変数の関係は同等ではありません．ちなみにFVC.rdaのデータセットで統計解析→連続変数の解析→線形回帰（単回帰，重回帰）として単回帰を行うと，先ほどのPearsonの相関係数の検定と同じP値が得られることがわかります．また，Multiple R-squaredという欄には0.6649と示されています．これはPearsonの相関係数を2乗した値と同じです．

2群の生存曲線を比較する

POINT

● 独立した2群間の生存曲線を比較します.

● 生存曲線の比較には一般化Wilcoxon検定やlogrank検定が用いられますが，一般的にはlogrank検定が広く用いられています.

● 一般化Wilcoxon検定は早期の生存曲線の差を検出しやすい方法です.

● logrank検定は比例ハザード性（p.172「比例ハザード性」を参照）が維持されている場合に検出力が高まります.

● 生存曲線の比較検定の帰無仮説は「2つの生存曲線に差はない」です.

通常はlogrank検定で解析する.
早期の生存曲線の差を検出したい場合は一般化Wilcoxon検定を用いる.

例題 ①

造血器腫瘍の患者さんの生存曲線は治療Aと治療Bで異なるか？

（サンプルファイル名：Survival.rda）

STEP 1 データの確認

　　サンプルファイルのSurvival.rdaはp.84「生存期間のデータを要約する」に続いての登場です.「Age」が年齢，「Sex」が性別，「Disease」が疾患名で，「AML」は急性骨髄性白血病，「ALL」は急性リンパ性白血病，「MDS」は骨髄異形成症候群です.「Treatment」は行われた治療法で「A」と「B」の2種類があります.「OS」が最終転帰で生存中が「0」，死亡が「1」，DaysToOSは最終転帰までの日数で，死亡患者の場合は治療開始から死亡までの日数，生存中の患者さんの場合は治療開始から最終観察日までの日数です. 生存中の患者さんは最終観察日で観察を途中で打ち切っていることになるので，「打ち切りサンプル」ということになります.「PS2.3.4」は患者さんの全身状態を表すperformance statusのデータです.

144

STEP 2　実際の解析と結果の解釈

▶ 統計解析
　▶ 生存期間の解析
　　▶ 生存曲線の記述と群間の比較

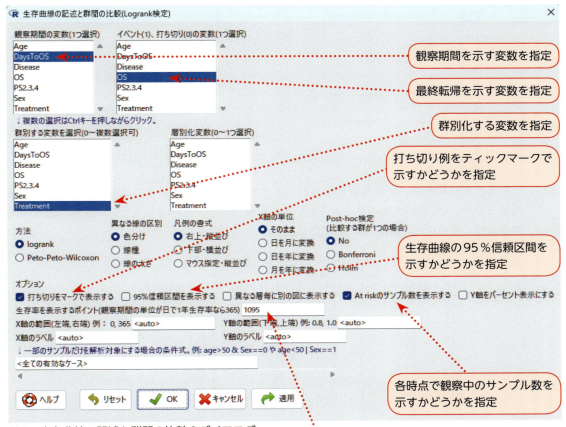

図1　生存曲線の記述と群間の比較のダイアログ

2群の生存曲線を比較する

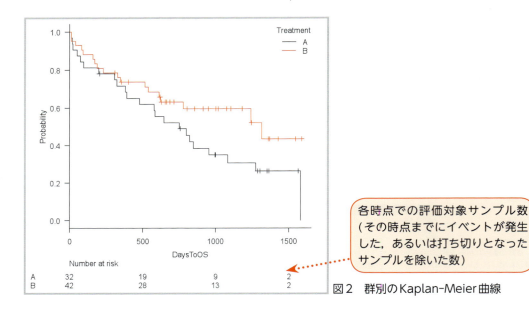

図2 群別のKaplan-Meier曲線

（吹き出し）各時点での評価対象サンプル数（その時点までにイベントが発生した，あるいは打ち切りとなったサンプルを除いた数）

　するとKaplan-Meier曲線が表示されるとともに出力ウィンドウには群別に各時点での生存率とその95％信頼区間の表が示され，さらに最後にサマリーとしてサンプル数，生存期間の中央値，その95％信頼区間が表示されます．

```
                Treatment=A
 time n.risk n.event survival std.err lower 95% CI upper 95% CI
   15     32       1    0.969  0.0308        0.798        0.996
   22     31       1    0.938  0.0428        0.773        0.984
   25     30       1    0.906  0.0515        0.737        0.969
   54     29       1    0.875  0.0585        0.700        0.951
   76     28       1    0.844  0.0642        0.665        0.932
   97     27       1    0.812  0.0690        0.629        0.911
  201     26       1    0.781  0.0731        0.595        0.889
  308     25       1    0.749  0.0769        0.560        0.866
  326     23       1    0.716  0.0802        0.525        0.841
  384     22       1    0.684  0.0829        0.491        0.816
  391     21       1    0.651  0.0851        0.459        0.790
  479     20       1    0.618  0.0868        0.427        0.763
  577     19       1    0.586  0.0882        0.395        0.735
  584     18       1    0.553  0.0891        0.365        0.707
  645     17       1    0.521  0.0896        0.335        0.678
  751     16       1    0.488  0.0897        0.306        0.648
  799     14       1    0.453  0.0898        0.275        0.616
  823     13       1    0.419  0.0894        0.244        0.584
  847     12       1    0.384  0.0885        0.215        0.550
  953     11       1    0.349  0.0871        0.187        0.516
 1083      8       1    0.305  0.0864        0.150        0.475
 1275      7       1    0.262  0.0844        0.117        0.433
 1578      1       1    0.000     NaN           NA           NA
                Treatment=B
 time n.risk n.event survival std.err lower 95% CI upper 95% CI
   13     42       1    0.976  0.0235        0.843        0.997
   14     41       1    0.952  0.0329        0.823        0.988
   42     40       1    0.929  0.0397        0.795        0.976
```

図3 生存解析の結果
Treatment=A以下の表が治療A群の生存率，Treatmen=B以下の表が治療B群の生存率で，左から順に「time」は時点，「n.risk」はその時点での観察対象サンプル数，「n.event」はその時点でイベントを生じたサンプル数，「survival」は生存率，「std.err」は生存率の標準誤差，「lower 95％ CI」は生存率の95％信頼区間下限，「upper 95％ CI」は生存率の95％信頼区間上限．

> 左から順に各群のサンプル数，ダイアログで指定した時点での生存率とその95％信頼区間，生存期間の中央値と95％信頼区間，右端が生存曲線の比較検定の*P*値

```
> km.summary.table
              サンプル数  指定時点の生存率      95％信頼区間  生存期間中央値  95％信頼区間    P値
Treatment=A      32           0.305   (0.150-0.475)         751      384-1083  0.092
Treatment=B      42           0.595   (0.423-0.731)        1315        613-NA
```

図4　生存解析の要約とlogrank検定の結果

　生存期間の中央値は治療A群が751日でB群は1,315日，3年生存率はA群が30.5％でB群が59.5％で，治療B群のほうが生存率がよさそうに見えますが，logrank検定の*P*値は0.092で有意差には至っていません．なお，ダイアログで3年（1,095日）生存率を表示するように指定したので，その時点での生存率と95％信頼区間が表示されていますが，logrank検定はこの特定の時点の生存率を比較したものではなく，両群の生存曲線全体を比較したものになります．

解答①

　造血器腫瘍の患者さんに対する治療後の生存期間の中央値は治療A群が751日，B群は1,315日，3年生存率はA群が30.5％でB群が59.5％で，治療B群がやや上回る傾向がみられるが，logrank検定の*P*値は0.092であり，有意差には至っていない．

5

EZRで
こんなこともできる
―上級編

A 比率についての多変量解析を行う
　　〜ロジスティック回帰〜

B 連続変数についての多変量解析を行う
　　〜重回帰〜

C 生存曲線についての多変量解析を行う
　　〜Cox比例ハザード回帰〜

D 定性検査の特性を評価する

E 定量検査の診断への特性を評価する

比率についての多変量解析を行う
～ロジスティック回帰～

POINT

- 結果を示す変数（目的変数，従属変数，p.143「相関と回帰」を参照）が2値の名義変数（「あり」「なし」など）の場合の多変量解析はロジスティック回帰で行います．
- 従属変数の結果をどの程度説明できるかを調べる変数（説明変数，独立変数）は名義変数でも連続変数でもかまいません．ただし，3値以上の名義変数の場合はダミー変数（p.165「ダミー変数とは」を参照）を用いる必要があります．連続変数の場合はその値の変化が従属変数に対して常に一定の影響を及ぼすという前提が必要になります（例えば年齢なら20歳と21歳のちがいと，50歳と51歳のちがいが同じ影響を与える）．
- モデル全体の有用性は独立変数を1つも含まないモデルと比較する尤度比検定の結果で評価します．
- さらにそれぞれの独立変数について，回帰係数が0であるという帰無仮説に対する検定が行われます．
- それぞれの独立変数の間に多重共線性がないことを確認します（p.173「多変量解析の独立変数の選択」を参照）．

例題 1

疾患Aの診断時に，ある新しい検査Bの値が高い患者さんにおいて，診断時の眼病変が多いということを発見した．しかし，すでに女性患者さんや疾患重症度の高い患者さんに眼病変が多いということは知られている．果たしてこの新しい検査Bは本当に眼病変の検出に有用か？

(サンプルファイル名：Eye.rda)

STEP 1 データの確認

データファイルには性別の変数（Sex，男性はMale，女性はFemale）のデータ，重症度を示す変数のデータ（Grade，低重症度はLow，高重症度はHigh），新しい検査Bの結果を示す変数のデータ（NewFactor，低値は0，高値は1），診断時の眼病変の有無を示す変数のデータ（Disease，なしは0，ありは1）が含まれています．

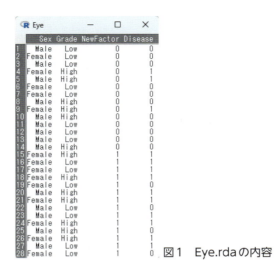

図1　Eye.rdaの内容

STEP 2 単変量解析，サブグループ解析

▶ 統計解析
　▶ 名義変数の解析
　　▶ 分割表の作成と群間の比率の比較

　新しい検査Bの値が高い患者さんにおいて，診断時の眼病変が多いということですが，本当にそうか，確認してみましょう．同時に，眼病変と関連があるとされている性別，疾患重症度についても調べてみましょう．

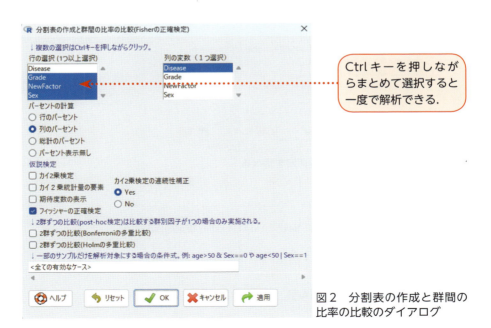

図2　分割表の作成と群間の比率の比較のダイアログ

A 比率についての多変量解析を行う

```
> Fisher.summary.table
            Disease=0 Disease=1 Fisher検定のP値
Grade=High          4         9          0.0557
Grade=Low          11         4
NewFactor=0        11         3          0.0213
NewFactor=1         4        10
Sex=Female          5         9          0.128
Sex=Male           10         4
```

疾患重症度，新しい検査B，性別の解析結果がまとめて表示される．

図3　分割表の作成と群間の比率の比較の結果

　新しい検査Bが高値の患者さん（NewFactor＝1）では14名中10名に眼病変がみられたのに対して，低値の患者さん（NewFactor＝0）では14名中3名のみであり，P=0.021と有意差がありました．一方，疾患重症度，性別についても高重症度の患者さん（Grade=High），女性患者さん（Sex=Female）で眼病変が多い傾向はみられましたが，有意差には至りませんでした．
　しかし，もしかしたら新しい検査Bが高値の患者さんには，高重症度の患者さんや女性患者さんが多いというバイアスが背景にあるかもしれません．患者さんの背景について確認しておきましょう．

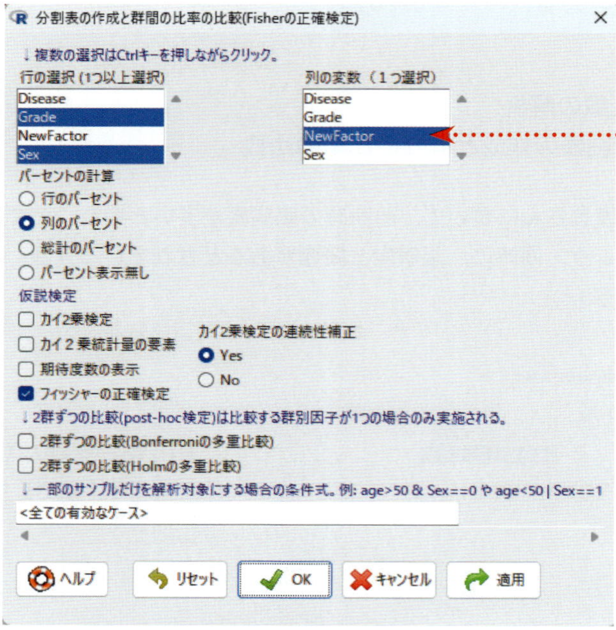

今度は新しい検査Bが高値の患者さんの背景を調べる．

図4　検査Bが高値の患者背景を調べる

```
> Fisher.summary.table
            NewFactor=0 NewFactor=1 Fisher検定のP値
Grade=High           6           7              1
Grade=Low            8           7
Sex=Female           5           9          0.257
Sex=Male             9           5
```

図5　検査Bが高値の患者背景

新しい検査Bが高値の患者さんは女性が多い傾向がありますが，統計学的に有意な差ではありませんでした．

　しかし，新しい検査Bの値が高い患者さんに眼病変が多いという結果に疾患の重症度や性別が影響している可能性は否定できません．これらのバイアスを取り除いて解析するにはサブグループや層別化解析を行う方法と多変量解析を行う方法があります．

　サブグループ解析を行うにはダイアログの「一部のサンプルだけを解析対象にする場合の条件式」のところにサブグループを表す条件式を入力します．

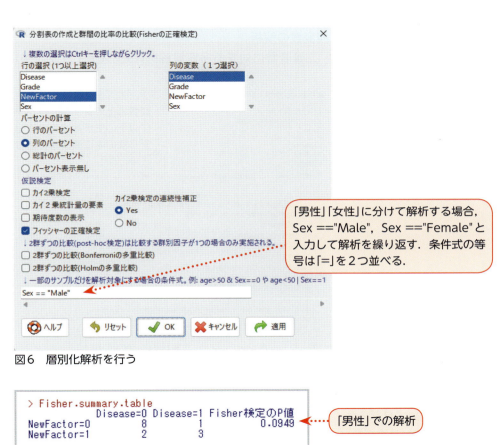

図6　層別化解析を行う

図7　サブグループ解析の結果

　男女に分けて解析してみても，確かにいずれの性別においても新しい検査Bが高値の患者さんで眼病変が多いような印象です．しかし，サブグループに分けてしまうと各サブグループの患者数が少なくなってしまうため，統計解析の検出力は低下します．さらに，性別，重症度の両方でサブグループ化すると，サブグループの数は高重症度男性，低重症度男性，高重症度女性，低重症度女性の4つになってしまうので，各サブグループの患者数はさらに減少します．

比率についての多変量解析を行う

そこで，多変量解析を行うことにしましょう．なお，各サブグループの結果を統合した検定（層別化解析）は「統計解析」→「マッチドペア解析」→「マッチさせたサンプルの比率の比較」で解析可能ですが，本書では割愛します．

STEP 3 多変量解析

 ▶ 統計解析
　　　　▶ 名義変数の解析
　　　　　　▶ 二値変数に対する多変量解析（ロジスティック回帰）

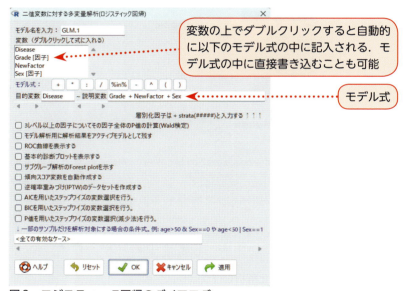

図8　ロジスティック回帰のダイアログ

　いよいよロジスティック回帰を実施してみましょう．目的変数（従属変数）に「Disease」を，説明変数（独立変数）に「Grade」，「NewFactor」，「Sex」を指定します．多変量解析のモデルに使用する独立変数の選択は難しい問題ですが，ここでは最も注目している変数である「NewFactor」と，眼病変に関連することがすでに知られている「Grade」と「Sex」を使用します．モデルの当てはまりの良さを示すAICやBIC，あるいは解析結果のP値によって独立変数をしぼりこむ機能も指定できますが，この解析では「NewFactor」の影響を「Grade」と「Sex」で補正して評価することが目的ですので，独立変数を絞り込んではいけません．
　ロジスティック回帰では一般的に結果を示す二値の名義変数の少ないほうのサンプル数（この例では眼病変なしが15例，ありが13例なので13）の10分の1以下の説明変数の数に限定するのですが（多変量解析の独立変数の選択，p.173を参照），ここではそれを超過する3つの変数を含めています．

```
> summary(GLM.1)

Call:
glm(formula = Disease ~ Grade + NewFactor + Sex, family = binomial(logit,
    data = Eye)

Coefficients:
            Estimate Std. Error z value Pr(>|z|)
(Intercept)   0.5708     1.0510   0.543   0.5871
Grade[T.Low] -2.5900     1.2334  -2.100   0.0357 *
NewFactor     2.6062     1.2070   2.159   0.0308 *
Sex[T.Male]  -1.4033     1.0599  -1.324   0.1855
---
Signif. codes:  0 '***' 0.001 '**' 0.01 '*' 0.05 '.' 0.1 ' ' 1

(Dispersion parameter for binomial family taken to be 1

    Null deviance: 38.673  on 27  degrees of freedom
Residual deviance: 23.344  on 24  degrees of freedom
AIC: 31.344

Number of Fisher Scoring iterations: 5
```

回帰係数の推定値

回帰係数の標準誤差

回帰係数が0であるという帰無仮説に対する*P*値

切片だけを含むモデルの逸脱度

残差の逸脱度

AICはモデルの当てはまりの良さを示す相対的な指標

```
> anova(GLM.1, GLM.null, test="Chisq")
Analysis of Deviance Table

Model 1: Disease ~ Grade + NewFactor + Sex
Model 2: Disease ~ 1
  Resid. Df Resid. Dev Df Deviance Pr(>Chi)
1        24     23.344
2        27     38.673 -3  -15.329 0.001556 **
---
Signif. codes:  0 '***' 0.001 '**' 0.01 '*' 0.05 '.' 0.1 ' ' 1

> vif(GLM.1)
    Grade NewFactor      Sex
 1.424938  1.366825 1.057754
```

尤度比検定の*P*値. このモデルは有用であることがわかる.

多重共線性の指標となる分散拡大要因（VIF）の値

左から順にオッズ比，オッズ比の95％信頼区間の下限，上限，*P*値. Gradeのところは[T.Low]となっているので，「High」に対する「Low」のオッズ比，Sexのところは[T.Male]となっているので，「Female」に対する「Male」のオッズ比を表す.

```
> odds
              オッズ比 95%信頼区間下限 95%信頼区間上限     P値
(Intercept)      1.770         0.22600         13.900 0.5870
Grade[T.Low]     0.075         0.00669          0.842 0.0357
NewFactor       13.500         1.27000        144.000 0.0308
Sex[T.Male]      0.246         0.03080          1.960 0.1860
```

図9　ロジスティック回帰の結果

A 比率についての多変量解析を行う

　出力ウィンドウを上のほうにスクロールするとロジスティック回帰の解析結果のサマリーが表示されていますが，内容はかなり専門的になるので割愛します．その下のvifと書かれているところに分散拡大要因（VIF）の値が表示されています．多変量解析のモデルでは独立変数の間に強い相関がある（多重共線性）と困るのですが，VIFはその問題を確認する指標の1つとして用いられます．目安としては，VIFが5以上だと多重共線性の可能性あり，10以上だと危険性がかなり高いと判断されます．今回はどの変数もVIFが1〜1.5程度ですので問題なさそうです．また，モデル全体の有用性を評価するためには独立変数を1つも含まないモデルと比較する尤度比検定を行います．分散拡大要因（VIF）の結果表示の上に尤度比検定の結果が示されます．

　一番知りたい結果は　> odds　の下の表に書かれています．新しい検査Bが高値である群は低値である群とのオッズ比が13.5でその95％信頼区間は1.27〜144と1をまたいでいません．P値も0.031であり，疾患重症度や性別で補正しても新しい検査Bと眼病変の関連は有意であるということがわかりました．この結果は新しい検査Bの結果は疾患重症度や性別と「独立して有意である」という表現もできます．

　オッズ比はやや理解しにくい用語ですが，p.177「オッズ，オッズ比と確率，相対危険度」を参照してください．

解答①

　疾患Aの診断時に，新しい検査Bの値が高い患者さんにおいて眼病変が多いという結果は，ロジスティック回帰で疾患重症度や性別で補正してもオッズ比13.5，95％信頼区間 1.27〜144，P=0.031と統計学的に有意であった．

COLUMN

多変量解析とは

　p.143「相関と回帰」で説明したように，回帰とは，ある結果を表す変数（従属変数，目的変数）をその他の変数（独立変数，説明変数）によってどの程度説明（予測）できるかを示すものです．その際に，日常的には単変量解析という用語は1つの従属変数に対して独立変数が1つだけのモデルの解析に対して用いられるのに対して，多変量解析という用語は複数の独立変数から1つの結果を予測するモデルの解析の意味で使われています．医学研究においては，ある結果が単一の原因によって生じているということはむしろ少ないので，多変量解析の適用は合理的でしょう．

　多変量解析は，①ある特定の独立変数が従属変数に与える影響について，他の変数の影響を補正して評価したい場合（p.14「バイアス」を参照），②いくつかの独立変数から従属変数を予測するモデルを作成したい場合，あるいは③従属変数に対して独立して影響を与える変数を同定したいような場合などに行われます．従属変数が連続変数の場合は重回帰，二値変数の場合はロジスティック回帰，生存期間の場合は比例ハザード回帰を用います．

　なお，上記のように従属変数が単一の場合は多変数解析，従属変数が複数の場合の解析（因子分析，主成分分析，クラスター分析など）は多変量解析と厳密に区別すべきという考え方もありますが，本書では医学領域で一般に用いられている用語に沿って「多変量解析」としています．

B 連続変数についての多変量解析を行う
〜重回帰〜

POINT

- 結果を示す変数が正規分布に従う連続変数の場合の多変量解析は重回帰(正確には多重線形回帰)で行います.
- 独立変数は名義変数でも連続変数でもかまいません.ただし,3値以上の名義変数の場合はダミー変数(p.165「ダミー変数とは」を参照)を用いる必要があります.連続変数の場合はその値の変化が従属変数に対して常に一定の影響を及ぼすという前提が必要になります(例えば年齢なら20歳と21歳のちがいと,50歳と51歳のちがいが同じ影響を与える).
- モデル全体の有用性はすべての回帰係数が0であるという帰無仮説を検定するF検定の結果で評価します.
- さらにそれぞれの独立変数について,その回帰係数が0であるという帰無仮説に対する検定が行われます.
- それぞれの独立変数の間に多重共線性がないことを確認します(p.173「多変量解析の独立変数の選択」を参照).

例題 ①

あやめの花びらの長さを,あやめの品種やがく片の長さと幅から予想することは可能か?

(サンプルファイル名:iris.rda)

STEP 1 データの確認

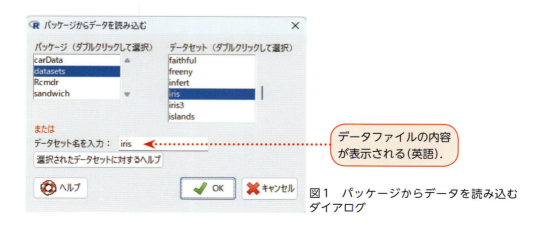

図1 パッケージからデータを読み込むダイアログ

irisはRに元々含まれているデータファイルで，数多くのRの教科書の中でも使用されています．このデータファイルをEZRで使用できるようにするには，「ファイル」→「パッケージに含まれるデータを読み込む」として，datasetsパッケージを選び，さらにその中のirisデータセットを選択します（それぞれダイアログでダブルクリックしてください）．ちなみに，Rには統計解析の練習のためにさまざまなデータファイルが用意されていますので，ヘルプを参照しながら利用してください．もし，パッケージの一覧の中にdatasetsが表示されていない場合は，EZRのメニューから「ツール」→「パッケージのロード」として，datasetsパッケージを読み込んでください．

　irisデータセットは植物学者のAndersonが測定したあやめのデータで，Fisherの論文の中で公表されています．Speciesはあやめ属の中の品種を示すデータで，setosa, versicolor, virginicaの3種類があります．Sepal.Length, Sepal.Widthはそれぞれがく片の長さと幅のデータで，Petal.Length, Petal.Widthはそれぞれ花びらの長さと幅のデータです．

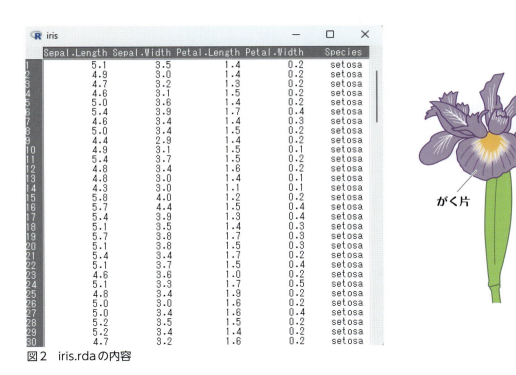

図2　iris.rdaの内容

STEP 2　単変量解析

　従属変数である花びらの長さの分布をヒストグラムで確認してみます．すると，長さ3～7に分布する群の他に，長さ1～2をピークとする別の群が存在することがわかります．これはドットチャートで品種別に見るとわかりますが，すべてsetosaの群です．したがって，今回の重回帰ではsetosa群は除外して行いましょう．

B 連続変数についての多変量解析を行う

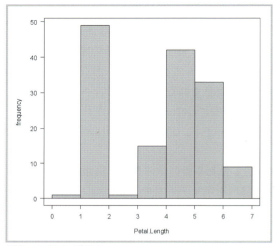

図3　ヒストグラム

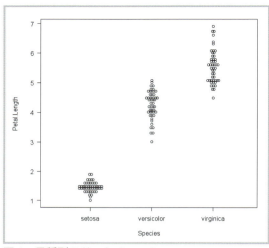

図4　品種別のドットチャート

　setosa群を除外して解析するためには，解析の都度，解析対象のところでSpecies!="setosa"と入力してもよいのですが，それは手間がかかるので，あらかじめsetosa群を除外したデータセットを作りましょう．「アクティブデータセット」→「行の操作」→「指定した条件を満たす行だけを抽出したデータセットを作成する」で実施します．

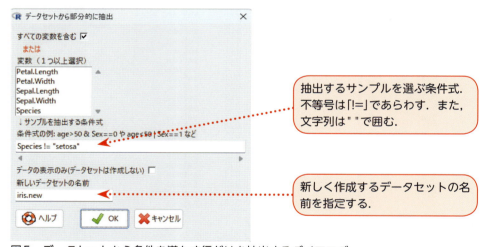

図5　データセットから条件を満たす行だけを抽出するダイアログ

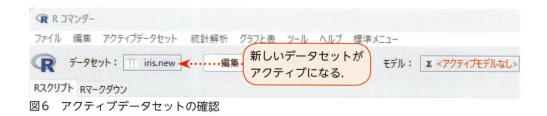

図6　アクティブデータセットの確認

この新しいデータセットでは花びらの長さはヒストグラムで見ても正規QQプロットで見ても正規分布に従うといってよさそうです．次に，それぞれの連続変数の関係を見てみましょう．「グラフと表」→「散布図行列」で表示します．

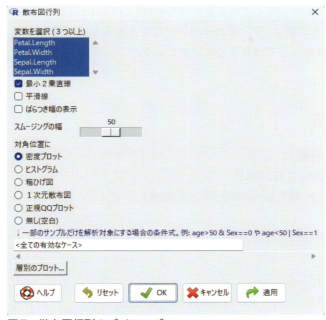

図7　散布図行列のダイアログ

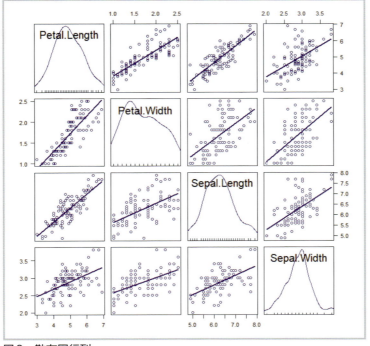

図8　散布図行列

161

B 連続変数についての多変量解析を行う

　やはり花びらの長さと花びらの幅には強い相関がありそうです（直線上に並んでいる）．花びらの長さとがく片の長さの相関も強そうです．一方，花びらの長さとがく片の幅の相関はそんなに強くはないかもしれません．今回はあやめの品種に加えてがく片の長さと幅から花びらの長さを予測するということですが，がく片の長さや幅が1単位上昇した場合の花びらの長さへの影響はほぼ一定であると仮定してもよさそうです（例えばSepal.Lengthの5と6のちがいがPetal.Lengthに与える影響は，7と8のちがいが与える影響とほぼ同等）．そこで，これらの変数はそのまま連続変数として扱うことにしましょう．

STEP 3 多変量解析

▶ 統計解析
　▶ 連続変数の解析
　　▶ 線形回帰（単回帰，重回帰）

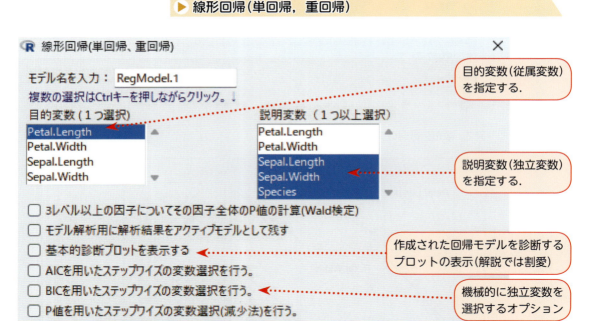

図9　線形回帰のダイアログ

```
> (res <- summary(RegModel.1))
Call:
lm(formula = Petal.Length ~ Sepal.Length + Sepal.Wi
    data = iris.new)

Residuals:
      Min        1Q    Median        3Q       Max
-0.68487  -0.19599   0.00212   0.17631   0.80730

Coefficients:
                     Estimate Std. Error t value Pr(>|t|)
(Intercept)          -0.22904    0.33217  -0.690    0.492
Sepal.Length          0.68287    0.05863  11.646   <2e-16 ***
Sepal.Width           0.15723    0.10672   1.473    0.144
Species[T.virginica]  0.81469    0.06769  12.036   <2e-16 ***
---
Signif. codes:  0 '***' 0.001 '**' 0.01 '*' 0.05 '.' 0.1 ' ' 1

Residual standard error: 0.2939 on 96 degrees of freedom
Multiple R-squared:  0.8771,  Adjusted R-squared:  0.8733
F-statistic: 228.5 on 3 and 96 DF,  p-value: < 2.2e-16
```

残差の要約統計量を示す.

左から順に回帰係数の推定値，推定値の標準誤差，t 統計量，P 値を示す．一番上の行は Y 切片についての値，下の 4 行は各独立変数についての値である．この表が最も関心のある表である．

残差の標準誤差

左から F 値，自由度，P 値．モデル全体の予測能を示す．

重相関係数の 2 乗（R^2），右が自由度調整済みの重相関係数の 2 乗で，いずれも 1 に近いほど当てはまりがよいことを示す．

```
> vif(RegModel.1)
Sepal.Length  Sepal.Width       Species
    1.731620     1.445740      1.326322
```

多重共線性の指標となる分散拡大要因（VIF）の値

左から回帰係数推定値，その 95 ％信頼区間下限，上限，標準偏差，t 統計量，P 値．Species のところは [T.virginica] となっているので，「vesicolor」に対する「virginica」の回帰係数推定値を示す．

```
> multireg.table
                     回帰係数推定値 95%信頼区間下限 95%信頼区間上限    標準誤差    t統計量         P値
(Intercept)             -0.2290417     -0.88838488      0.4303016 0.33216546 -0.6895409 4.921464e-01
Sepal.Length             0.6828685      0.56648237      0.7992546 0.05863327 11.6464330 4.579585e-20
Sepal.Width              0.1572326     -0.05460635      0.3690715 0.10672070  1.4733090 1.439391e-01
Species[T.virginica]     0.8146943      0.68033984      0.9490487 0.06768540 12.0364851 6.918746e-21
```

図10　線形回帰の結果

　出力ウィンドウを上のほうにスクロールすると重回帰の解析結果のサマリーが表示されていますが，内容は専門的になるので詳細は割愛しますが，下のほうにある Multiple R-suared の数値が重相関係数の 2 乗で，これが 1 に近いほど当てはまりがよいということになります．その下の行の P 値（F 検定）はこの重回帰モデルのすべての回帰係数が 0 であるという帰無仮説に対する P 値で，これが有意であればこのモデルは予測能があるということになります．P 値

は非常に小さい値(2.2×10^{-16}未満)なので，このモデルは有用と考えられます．さらに下の vifと書かれているところに分散拡大要因(VIF)の値が表示されています．いずれも2未満の値であり，多重共線性の問題はなさそうです．

　一番知りたい結果は　> multireg.table　の下の表に書かれています．回帰係数推定値の列を見てみましょう．(Intercept)の欄は切片を示し，以下，それぞれの独立変数の回帰係数を示します．ですので，この解析から得られたモデルは以下の数式(重回帰式)になります．

> Petal.Length = 0.683 × Sepal.Length + 0.157 × Sepal.Width
> + 0.815 × Species − 0.229
>
> (ただし，Speciesはvesicolorなら0，virginicaなら1を当てはめる)

　先ほどの表の一番右の列にはP値が示されています．これは，それぞれの独立変数の回帰係数が0である(すなわち，その独立変数は従属変数の予測に役立たない)という帰無仮説に対するP値です．Sepal.LengthとSpeciesは高度に有意であることがわかりますが，Sepal.Widthは有意ではありませんでした($P=0.14$)．

　では，Sepal.Widthは独立変数から除くほうがよりよい重回帰式になるでしょうか？詳細は省略しますが，Sepal.LengthとSpeciesだけのモデルにしても，重相関係数の2乗は0.87と改善することはなく，また，重回帰式の当てはまりを示すAIC(Akaike's Information Criterion，値が小さいほど当てはまりがよい)もほとんど変化しませんでした．

解答①

　あやめの花びらの長さは，あやめの品種やがく片の長さと幅から以下の式で予想することができる．
　(花びらの長さ)＝0.683×(がく片の長さ)＋0.157×(がく片の幅)
　　　　　　　＋0.815×(品種)−0.229
　(ただし，品種はvesicolorなら0，virginicaなら1を当てはめる)

COLUMN

ダミー変数とは

　多変量解析の独立変数に名義変数を用いるときは注意が必要です．このあやめの重回帰の例にように setosa 群をはずして 2 群にした場合は自動的に vesicolor なら 0，virginica なら 1 に変換した重回帰式が作られました（アルファベット順で若いほうが 0 になります）．しかし，setosa 群も含む 3 群だと少し複雑になります．このような場合は 3 群のうちのいずれかの群を基準として，他の群に該当するかどうかの変数（これをダミー変数といいます）を作成する必要があります．たとえば setosa を基準として，vesicolor, virginica の 2 つの変数を作成し，それぞれに該当するサンプルでその変数の値を 1 とします．多変量解析を行う場合にはこれらのダミー変数をまとめて独立変数としてモデルに組み込みます．

　実際には R は自動的にこれらの作業を行ってくれます．例えば，元々の iris のデータセットで品種を含む重回帰を行うと以下のような結果が示されます．

```
> multireg.table
                    回帰係数推定値  95%信頼区間下限 95%信頼区間上限    標準誤差      t統計量          P値
(Intercept)           -1.63430148    -2.1636546     -1.1049484 0.26782895  -6.1020345 9.076480e-09
Sepal.Length           0.64630978     0.5405019      0.7521177 0.05353407  12.0728689 1.151112e-23
Sepal.Width           -0.04058498    -0.2009346      0.1197646 0.08112973  -0.5002479 6.176589e-01
Species[T.versicolor]  2.17022699     1.9595952      2.3808588 0.10657027  20.3642823 2.273978e-44
Species[T.virginica]   3.04911234     2.8066637      3.2915610 0.12266817  24.8565888 3.872008e-54
```

　Species [T.vesicolor]，Species [T.virginica] が自動的に作成されたダミー変数です．それぞれ品種が setosa から vesicolor になった場合の回帰係数，setosa から virginica になった場合の回帰係数を示します．ほとんどの多変量解析の回帰モデルでダミー変数は自動的に作成されますが，Fine-Gray の比例ハザードモデルの場合はあらかじめ「アクティブデータセットの操作」→「変数の操作」→「ダミー変数を作成する」で作成しておく必要があります．

生存曲線についての多変量解析を行う
～Cox比例ハザード回帰～

POINT

- 生存曲線に対する多変量解析はCox比例ハザード回帰で行います．
- 独立変数は名義変数でも連続変数でもかまいません．ただし，3値以上の名義変数の場合はダミー変数（p.165「ダミー変数とは」を参照）を用いる必要があります．連続変数の場合はその値の変化が従属変数に対して常に一定の影響を及ぼすという前提が必要になります（例えば年齢なら20歳と21歳のちがいと，50歳と51歳のちがいが同じ影響を与える）．
- モデル全体の有用性はすべての回帰係数が0であるという帰無仮説を検定する尤度比検定やWald検定などの結果で評価します．
- さらにそれぞれの独立変数について，回帰係数が0であるという帰無仮説に対する検定が行われます．
- 比例ハザード性（p.172参照）が保たれていることが前提として必要です．

例題 1

急性骨髄性白血病，急性リンパ性白血病，あるいは骨髄異形成症候群を有するこの患者群において，生存期間に独立して有意に影響を及ぼす危険因子はなにか？

（サンプルファイル名：Survival.rda）

STEP 1 データの確認

　　ここでもSurvival.rdaを用います．「Age」が年齢，「Sex」が性別，「Disease」が疾患名で，「AML」は急性骨髄性白血病，「ALL」は急性リンパ性白血病，「MDS」は骨髄異形成症候群です．「Treatment」は行われた治療法で「A」と「B」の2種類があります．「OS」が最終転帰で生存中が「0」，死亡が「1」，DaysToOSは最終転帰までの日数で，死亡患者の場合は治療開始から死亡までの日数，生存中の患者さんの場合は治療開始から最終観察日までの日数です．生存中の患者さんは最終観察日で観察を途中で打ち切っていることになるので，「打ち切りサンプル」ということになります．「PS2.3.4」は患者さんの全身状態を表すperformance status（PS）が0か1の患者さんは「0」，2～4の患者さんは「1」です．

STEP 2 単変量解析

　まず，それぞれの因子が生存に対してどの程度影響を及ぼすか，単変量解析で見てみましょう．Kaplan-Meier解析で視覚的に確認し，logrank検定で有意差があるかどうかを見ます．この解析は群間の比較を行いますので，年齢という連続変数についてはそのままでは扱うことができません．そこで，年齢については中央値で2群に分けることにしましょう．「アクティブデータセット」→「変数の操作」→「連続変数を区間で区分する（閾値は自動設定）」で行います．区間名を入力するように求められますが，区間1は「0」，区間2は「1」としましょう．Kaplan-Meier解析とlogrank検定についてはChapter 3で紹介したとおりです．

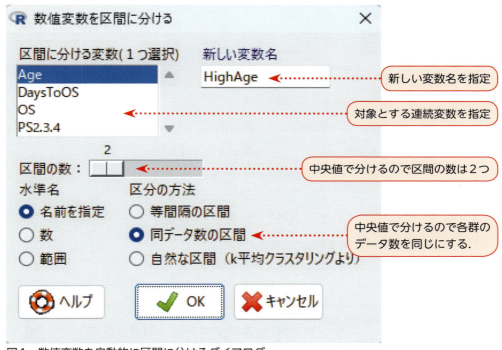

図1　数値変数を自動的に区間に分けるダイアログ

C 生存曲線についての多変量解析を行う

▶ 統計解析
　▶ 生存期間の解析
　　▶ 生存曲線の記述と群間の比較

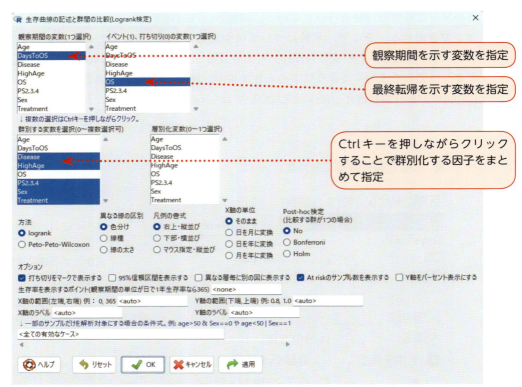

図2　生存曲線の記述と群間の比較のダイアログ

図3　生存曲線の比較と群間の比較結果のダイアログ

すると，5つのKaplan-Meier曲線が表示されるとともに，生存解析のサマリーが示されます．この結果から，疾患，性別は生存に対して有意な影響はなく，年齢とPSは有意に影響することがわかります．治療法には有意差はありませんが，治療法Bのほうが少しよさそうです．しかし，この単変量解析の結果だけではそれぞれの因子の独立した影響はわかりません．背景として各因子が互いに関連している可能性があります．年齢やPSが生存に影響することは感覚的にも受け入れやすいのですが，もしかしたら高齢者ほどPSが悪くなる傾向があるでしょうから，PSは単に年齢の影響を反映しているだけなのかもしれません．また，年齢やPSに応じて治療法が選ばれていた可能性があります．実際，データをよく見てみると治療法Bは治療法Aよりも若い患者さんが多いようです（本来は解析の最初に「きれいな表で発表する」に紹介されている方法で患者の背景を比較しておくべきです）．治療法Bが少しよさそうに見えたのも，若い患者さんが多いからかもしれません．そこで，比例ハザード回帰モデルで多変量解析を行ってみましょう（回帰モデルでは連続変数を独立変数にできるので，年齢は連続変数で扱うことにします）．

STEP 3 多変量解析

▶ 統計解析
　▶ 生存期間の解析
　　▶ 生存期間に対する多変量解析（Cox比例ハザード回帰）

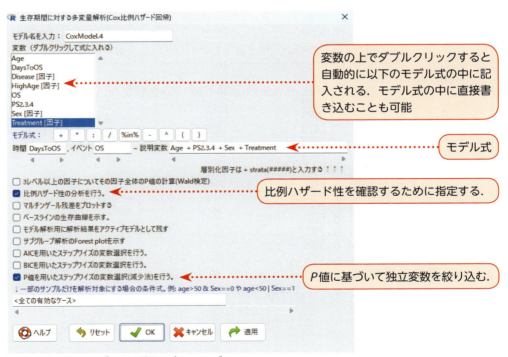

図4　Cox比例ハザード回帰のダイアログ

C 生存曲線についての多変量解析を行う

> 左から順に各変数のハザード比（対数），ハザード比，標準誤差，z値，P値

```
> (res <- summary(CoxModel.1))
Call:
coxph(formula = Surv(DaysToOS, OS == 1) ~ Age + PS2.3.4 + Sex +
    Treatment, data = Survival, method = "breslow")

  n= 74, number of events= 41

                   coef exp(coef) se(coef)      z Pr(>|z|)
Age             0.02832   1.02872  0.01236  2.291   0.0219 *
PS2.3.4         0.72524   2.06523  0.35539  2.041   0.0413 *
Sex[T.Male]     0.35040   1.41964  0.33618  1.042   0.2973
Treatment[T.B] -0.37537   0.68704  0.35150 -1.068   0.2856
---
Signif. codes:  0 '***' 0.
```

> 左から順に各変数のハザード比，ハザード比の逆数，95％信頼区間

```
                exp(coef) exp(-coef) lower .95 upper .95
Age                 1.029     0.9721    1.0041     1.054
PS2.3.4             2.065     0.4842    1.0291     4.145
Sex[T.Male]         1.420
Treatment[T.B]      0.687
```

> モデル全体の有用性の検定．Likelihood ratio testは尤度比検定，Wald検定はz検定と，Score検定はlogrank検定と同様の検定

```
Concordance= 0.686  (se = 0.037 )
Likelihood ratio test= 17.75  on 4 df,    p=0.001
Wald test            = 17.58  on 4 df,    p=0.001
Score (logrank) test = 19.03  on 4 df,    p=0.0008
```

> 左からハザード比と，その95％信頼区間の下限，上限，P値．
> Ageは年齢が1歳あがるごとにハザード比が1.029だけ上昇するということを示す．Sexのところは[T.Male]となっているので，「Female」に対する「Male」のハザード比を，Treamtentのところは[T.B]となっているので，「A」に対する「B」のハザード比を示す．

```
> cox.table
                ハザード比 95%信頼区間下限 95%信頼区間上限      P値
Age                 1.029          1.0040          1.054 0.02195
PS2.3.4             2.065          1.0290          4.145 0.04128
Sex[T.Male]         1.420          0.7346          2.744 0.29730
Treatment[T.B]      0.687          0.3450          1.368 0.28560

> print(cox.zph(CoxModel.1))
          chisq df    p
Age       1.018  1 0.31
PS2.3.4   0.342  1 0.56
Sex       0.465  1 0.50
Treatment 1.150  1 0.28
GLOBAL    2.851  4 0.58
```

> 各変数の比例ハザード性の検定結果

```
  -----最終モデル
```

> P値による絞り込みの最終結果

```
          ハザード比 95%信頼区間下限 95%信頼区間上限      P値
Age            1.034          1.011          1.058 0.004207
PS2.3.4        2.077          1.073          4.021 0.030060
```

図5　Cox比例ハザード回帰の結果（途中省略）

170

出力ウィンドウには長々と結果が出力されているはずです．上のほうに比例ハザード回帰モデルの解析結果のサマリーが表示されています．内容は専門的になるので詳細は割愛しますが，下のほうにあるモデル全体の効果の検定結果はこの比例ハザードモデルのすべての回帰係数が0であるという帰無仮説に対するP値で，これが有意であればこのモデルは予測能があるということになります．

　一番知りたい結果は　> cox.table　の下の表に書かれています．それぞれの独立変数のハザード比，ハザード比の95％信頼区間，P値が示されています．年齢とPSは独立して有意な影響をもつようですが，性別，治療法の影響は有意ではありませんでした．

　その下に示されている比例ハザード性の検定結果も確認する必要があります．いずれも有意なP値ではないので比例ハザード性は否定されていないということになります．なお，比例ハザードモデルでも多重共線性の問題は生じるのですが，分散拡大要因（VIF）の値などによる評価には対応していません（vif( )関数で計算は可能ですが，その妥当性については意見が分かれます）．互いに高度に相関する独立変数はあらかじめ除外しておく必要があります．

　最後に出力されているのがP値に基づく独立変数の絞り込みの結果です．有意でない変数をP値の高いものから順に除外していって，最終的に有意な独立変数だけをモデルに残しています．今回のモデルでは年齢とPSだけがモデルに残りましたので，これらの因子は独立して生存に影響を及ぼす因子であると結論できます．なお，AICを用いて，モデルの当てはまりのよさを指標に独立変数を絞り込むことも可能ですが，今回のデータではP値に基づく絞り込みと同じ結果が得られます．また，もし治療法の影響を他の因子（年齢，PSなど）で補正して評価することが目的であれば，機械的な独立変数の絞り込みを行ってはいけません．

解答①

　急性骨髄性白血病，急性リンパ性白血病，あるいは骨髄異形成症候群を有するこの患者群において，年齢とPSは生存に対してそれぞれハザード比1.03（95％信頼区間 1.01〜1.06，$P=0.0042$），2.08（95％信頼区間 1.07〜4.02，$P=0.030$）と，独立して有意な影響を及ぼす．

生存曲線についての多変量解析を行う

COLUMN

比例ハザード性

　各群の時間あたりの死亡発生リスク（ハザード）が時間とともに変化したとしても，常にA群の死亡のリスクはB群の死亡のリスクの2倍で一定であるというような場合は，比例ハザード性が維持されているといえます．逆に，途中で交差するような生存曲線は比例ハザード性は保たれていません．下の左の図は観察開始後早期も観察開始後後期も常に細線の傾きが太線の傾きよりもやや大きく，その比はほぼ一定で比例ハザード性が保たれているように見えますが，右の図では観察開始後早期は細線の傾きが大きいのに対して，観察開始後後期は太線の傾きが大きく，時間とともにハザード比が逆転しているので，比例ハザード性は保たれていないということになります．

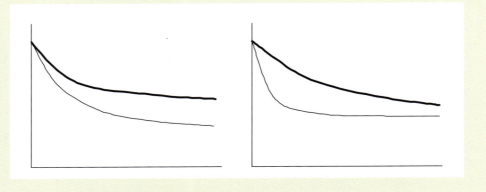

COLUMN

多変量解析の独立変数の選択

　多変量解析のモデルに組み込む独立変数の選択は大変難しい問題であり，本書の範囲を逸脱しています．統計の専門家に相談するのが最もよい方法ですが，身近に専門家がいない場合もあるでしょうから，ごく簡単に目安を記します．まず，最初に多重共線性について注意します．少なくとも相関係数 0.9 以上のように非常に高い相関関係にある変数は同時にモデルに含めるべきではないでしょう（0.8 以下なら問題はなく，0.8 〜 0.9 の間だと問題を生じる可能性があるとされている）．

　そして，理論的に，あるいは既存の研究結果から従属変数と関連すると想定される変数はすべて独立変数としてモデルに組み込むのがよいと思います．しかし，サンプル数が十分でない場合などのように，独立変数の数を絞り込まなければならないこともあります（一般的には 1 つの独立変数に対して重回帰なら 10 個以上のサンプル，生存解析やロジスティック回帰では 10 件以上のイベント発生，ただしロジスティック回帰でイベント発生数が非発生数を上回る場合は非発生数が 10 件以上必要）．

　医学領域でしばしば行われている変数の選択方法は，まずは研究の興味の対象となる変数，理論的に重要であると考えられる変数，過去の研究結果によって重要であると考えられる変数，単変量解析で有意となった変数（抑制因子の影響を考えて $P < 0.10 〜 0.20$ のように広めに選択します）をすべてモデルに含めるという方法です．そして，変数を限定しなければならない場合には，P 値やモデルの当てはまり度を計算しながら機械的に変数を絞り込んでいきます．しかし，重要な変数が除外されてしまう場合もあるので注意が必要です．また，ある特定の変数に関心があるような場合は，その変数は常にモデルに残す必要があります．理論的に，あるいは過去の研究結果などによって明らかに重要である因子も同様に除外しないようにします．

D 定性検査の特性を評価する

> **POINT**
> - 定性検査（陽性，陰性で結果を示す検査など）の正確度は感度と特異度で評価します．
> - 定性検査の結果が陽性であった場合に実際に疾患を有する確率が陽性的中率，陰性であった場合に実際に疾患を有していない確率が陰性的中率であり，これらの確率は検査の特性だけではなく，背景の有病率に影響されます．

例題 ①

ある疾患の診断において，新しい定性検査方法Aがどの程度役に立つかを調べたところ，疾患を有する患者さんでは検査Aは52人が陽性，16人が陰性だったのに対して，疾患を有していない患者さんでは検査Aは21人が陽性，96人が陰性であった．この検査方法の特性について記述せよ．

（データセットは使用しません）

STEP 1 検査の特性の評価

 ▶ 統計解析
　　　▶ 検査の正確度の評価
　　　　　▶ 定性検査の診断への正確度の評価

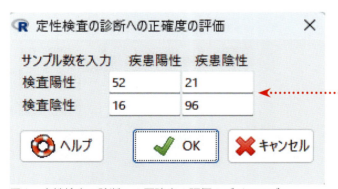

図1　定性検査の診断への正確度の評価のダイアログ

```
> epi.tests(.Table, conf.level = 0.95)
           疾患陽性 疾患陰性 総計
検査陽性       52       21    73
検査陰性       16       96   112
総計          68      117   185

  点推定と 95 % 信頼区間
―――――――――――――――――――――――――――――――――――――――
           推定値 信頼区間下限 信頼区間上限
検査の陽性率  0.395       0.324       0.469
真の有病率    0.368       0.298       0.441
感度         0.765       0.646       0.859
特異度       0.821       0.739       0.885
陽性的中率    0.712       0.594       0.812
陰性的中率    0.857       0.778       0.916
診断精度     0.800       0.735       0.855
陽性尤度比    4.261       2.830       6.415
陰性尤度比    0.287       0.185       0.444
```

図2　定性検査の診断への正確度の評価結果

　検査が陽性という結果のうち，実際に疾患を有する場合は真陽性（TP），疾患を有していない場合は偽陽性（FP）です．検査が陰性という結果のうち，実際に疾患を有する場合は偽陰性（FN），疾患を有していない場合は真陰性（TN）です．この数値から感度，特異度，陽性的中率，陰性的中率は表の中の式で手計算で求めることもできますが，EZRでは95％信頼区間も含めて多彩な検査特性の結果がまとめて表示されます．診断精度は真陽性・真陰性のサンプル数の合計を全サンプル数で除した値です．陽性尤度比は疾患を有する患者さんにおいて陽性結果が得られる確率（感度）を，疾患を有していない患者さんにおいて陽性結果が得られる確率（1－特異度）で除した値です．逆に陰性尤度比は疾患を有する患者さんにおいて陰性結果が得られる確率（1－感度）を，疾患を有していない患者さんにおいて陰性結果が得られる確率（特異度）で除した値です．テスト前オッズと尤度比がわかっていれば，テスト後オッズ＝テスト前オッズ×尤度比 というシンプルな式で計算することができます（オッズについてはp.177「オッズ，オッズ比と確率，相対危険度」を参照）．

表1　感度，特異度と陽性的中率，陰性的中率

検査結果	疾病の有無	
	有	無
陽性	真陽性（TP）	偽陽性（FP）
陰性	偽陰性（FN）	真陰性（TN）

感度＝TP／（TP＋FN）
特異度＝TN／（FP＋TN）
陽性的中率＝TP／（TP＋FP）
陰性的中率＝TN／（FN＋TN）　}有病率（事前確率）の影響を受ける

定性検査の特性を評価する

解答❶

　この疾患に対する定性検査Aの感度, 特異度はそれぞれ76.5％（95％信頼区間 64.6～85.9％）, 82.1％（95％信頼区間 73.9～88.5％）であった. 診断精度は80％（95％信頼区間 73.5～85.5％）であった.

STEP 2 有病率の変化に伴う陽性的中率, 陰性的中率の変化

▶ 統計解析
　▶ 検査の正確度の評価
　　▶ 陽性的中率, 陰性的中率の計算

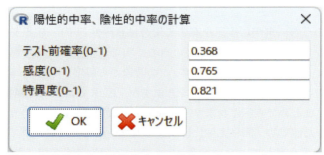

図3　陽性的中率, 陰性的中率の計算のダイアログ

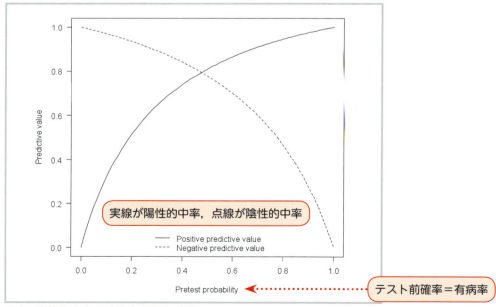

図4　陽性的中率, 陰性的中率のグラフ

176

```
> predictive.value
                              仮定
テスト前確率(0-1)         0.368
感度                          0.765
特異度                        0.821

                            計算結果
陽性的中率                   0.713
陰性的中率                   0.857
```

図5　陽性的中率，陰性的中率の計算結果

　例題とは関係ありませんが，背景の有病率が変化すると陽性的中率，陰性的中率がどのように変化するかを見てみましょう．グラフを見ると，検査Aのように感度，特異度が76.5%，82.1%という比較的優れた検査であっても，有病率が低いと陽性的中率は低下し，有病率が高いと陰性的中率は低下することがわかります．

COLUMN

オッズ，オッズ比と確率，相対危険度

　オッズとはある事象が生じる確率をその事象が生じない確率で除した値です．例えば20回のうちに1回だけ生じた事象であれば，確率は1÷20で0.05ですが，オッズは0.05÷（1－0.05）で0.053になります．このように事象が生じる確率が低い場合はオッズは確率に近い値になります．

　ロジスティック回帰のところで出てきたオッズ比は2群のオッズの比率ということになります．ある事象がA群で20回に1回，B群で30回に3回生じたとしたら，オッズ比はA群のオッズとB群のオッズの比なので　[0.05÷（1－0.05）]÷[0.1÷（1－0.9）]で0.47となります．一方，相対危険度はA群の確率とB群の確率の比なので0.05÷0.1で0.5となります．

E 定量検査の診断への特性を評価する

POINT

- 定量的な結果が得られる検査においてテスト結果が陽性か陰性かを判定する閾値を設定する場合，（閾値以上の数値を陽性と判断するなら）閾値を高くすれば特異度は高くなるものの感度は低くなり，閾値を低くすれば感度は高くなるものの特異度は低くなります．
- 定量的な検査の精度を評価するためには受信者動作特性試験(receiver operating characteristic：ROC)曲線が役立ちます．この曲線の下の面積が広いほど検査の精度が高いといえます．
- また，閾値の設定のためにもROC曲線が参考になります．
- 閾値の設定についてはROC曲線がグラフの左上隅に最も近づくポイントにしたり，感度と特異度の和を最大にするポイントにしたりすることがありますが，偽陽性，偽陰性によってもたらされる害の大きさを考えて設定すべきでしょう．

例題 1

ある疾患の診断において，新しい定量検査方法Aがどの程度役に立つか？

（サンプルファイル名：NewTest.rda）

STEP 1 データの確認

使用するのはNewTest.rdaというデータファイルで，新しい定量検査Aの結果(Value，単位 mg/dL)と実際の診断(Disease，0は疾患なし，1は疾患あり)のデータが含まれています．「グラフと表」→「ドットチャート」で群別の分布を見てみると，確かに疾患ありの群のほうが定量検査Aの値が高そうな印象ですので，診断に役立つ検査なのかもしれません．

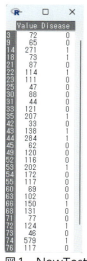

図1　NewTest.rdaの内容

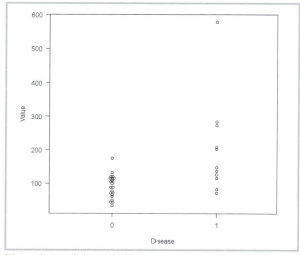

図2　疾患の有無で群別化したドットチャート

STEP 2 ROC曲線の描画と解釈

▶ 統計解析
　▶ 検査の正確度の評価
　　▶ 定量検査の診断への正確度の評価（ROC曲線）

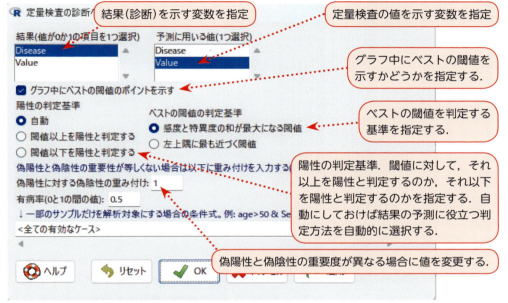

図3　定量検査の診断への正確度の評価のダイアログ

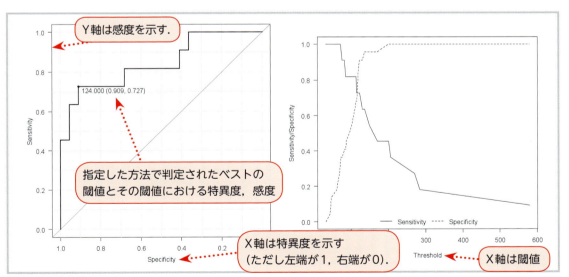

図4　ROC曲線
左がROC曲線．ROC曲線はX軸に特異度，Y軸に感度をプロットする．理想的な検査（感度100％，特異度100％）は左上隅に位置することになる．右図は，閾値の変化によって感度，特異度がどのように変化するかを示す．

E 定量検査の診断への特性を評価する

```
> if(ROC$thresholds[1]==-Inf){pROC::coords(ROC, x=c(-Inf, unique(sort(ROC$predictor)), Inf)
   threshold specificity sensitivity
1       -Inf  0.00000000  1.00000000
2         33  0.00000000  1.00000000
3         44  0.04545455  1.00000000
4         46  0.09090909  1.00000000
5         47  0.13636364  1.00000000
6         62  0.18181818  1.00000000
7         65  0.22727273  1.00000000
8         69  0.27272727  1.00000000
9         72  0.31818182  1.00000000
10        73  0.36363636  1.00000000
11        77  0.36363636  0.90909091
12        83  0.40909091  0.90909091
13        87  0.40909091  0.81818182
14        88  0.45454545  0.81818182
15        96  0.50000000  0.81818182
16       102  0.54545455  0.81818182
17       111  0.63636364  0.81818182
18       114  0.68181818  0.81818182
19       116  0.68181818  0.72727273
20       117  0.72727273  0.72727273
21       120  0.81818182  0.72727273
22       121  0.86363636  0.72727273
23       124  0.90909091  0.72727273
24       131  0.90909091  0.63636364
25       138  0.95454545  0.63636364
26       150  0.95454545  0.54545455
27       172  0.95454545  0.45454545
28       202  1.00000000  0.45454545
29       207  1.00000000  0.36363636
30       271  1.00000000  0.27272727
31       284  1.00000000  0.18181818
32       579  1.00000000  0.09090909
33       Inf  1.00000000  0.00000000

> if(ROC$thresholds[1]==Inf){pROC::coords(ROC, x=c(Inf, unique(sort(ROC$predictor, decreasii

> ### ↑予測値が閾値「以上」を陽性と判定した場合の感度、特異度を示す。

> ROC

Call:
roc.formula(formula = Disease ~ Value, data = NewTest, ci = TRUE,     direction = "auto")

Data: Value in 22 controls (Disease 0) < 11 cases (Disease 1).
Area under the curve: 0.843
95% CI: 0.6858-1 (DeLong)

> cat(gettextRcmdr("Area under the curve"), signif(ROC$auc[1], digits=3), gettextRcmdr("95%
+    signif(ROC$ci[3], digits=3), "
+ ")
曲線下面積 0.843 95%信頼区間 0.686 - 1
```

ROC曲線下面積とその95％信頼区間

図5　ROC曲線解析の結果

受信者動作特性試験（ROC）曲線はX軸に1−特異度（EZRでは特異度で左端が1，右端が0としています），Y軸に感度をプロットするので，理想的な検査（感度100％，特異度100％）は左上隅に位置します．ROC曲線はさまざまな閾値における感度，特異度を計算して，その点を結んでいくことで描画します．具体的にはまず結果を陽性と判断する閾値をマイナス無限大に設定します．すると，すべての検査結果は陽性と判定されるので感度100％，特異度0％となり，すなわちグラフの右上隅にプロットされます．そして実際の検査結果に沿って，値の低い順にその値での感度，特異度を計算してプロットしていきます．閾値を上げると陽性サンプルが減少するので感度は低下し特異度は上昇していきます．最後に閾値を無限大にすると，すべての検査結果は陰性と判定されるので，感度0％，特異度100％，すなわち左下隅に到達します．こうして描かれたROC曲線の下の面積（ROC曲線下面積，C統計量）によって定量検査の精度を評価することができます．ROC曲線下面積は0.5〜1の間の値をとり，1に近いほど精度が高い検査となります．0.5〜0.7は低精度，0.7〜0.9は中等度精度，0.9〜1.0は高精度と判定することもありますが，あくまで目安にすぎません．今回の定量検査AのROC曲線下面積は0.84（95％信頼区間0.69〜1）なので，まずまずの精度が期待できそうです．なお，ROC曲線下面積が0.5未満の場合は閾値以上を陽性とするか，閾値以下を陽性とするかを入れ替えるほうがよいということになりますが，EZRでは自動的にその判断が行われます．

閾値の設定については単純に左上隅に最も近づくポイントにしたり，感度と特異度の和を最大にするポイントにしたりすることがよく行われますが，偽陽性，偽陰性によってもたらされる害について考慮して閾値を設定するべきでしょう．例えば，ある疾患の診断の検査の場合，もしその疾患の治療薬が有効で安全で安価であり，かつ治療開始が遅れると有効率が低下するとしたら，偽陽性がいくらか増加したとしても目をつぶってもよいかもしれません．このような状況でしたら，少し閾値は低めに設定してもよいでしょう．EZRでは偽陽性と偽陰性の重み付けを変えて閾値を設定することも可能ですが，本書では割愛します．この定量検査Aでは，閾値を124 mg/dLとして，この値以上の結果を陽性と判断すると，特異度90.9％，感度72.7％になることがわかりました．

解答 ①

この疾患の診断において，定量検査方法AはROC曲線下面積は0.84（95％信頼区間 0.69〜1）の診断精度が期待できる．閾値を124 mg/dLに設定すると，特異度90.9％，感度72.7％となる．

6

EZRのTIPS集
　―学会発表，論文発表への近道

A 新しい変数を作る

B きれいなグラフで発表する

C きれいな表で発表する

D 解析の履歴を保存する

E 論文で使用統計ソフトについて記載する

新しい変数を作る

例題 ①

年齢を10歳ずつで分けたグループ別の生存曲線を表示せよ．

(サンプルファイル名：Survival.rda)

STEP 1　新しい変数の作成

　EZRで解析を行っている途中で，連続変数をグループ分けしたい場合のように，新しい変数を作成したくなることがあります．単純に2群で分けるような際の方法はp.52「連続変数の名義変数（カテゴリー変数）への変換」で紹介しています（EZRバージョン1.26からは3～6群に分けた変数を作成する機能が追加されます）が，ここではもう少し難しいグループ分けをしてみましょう．いったん表計算ソフトに戻って変数を作り直す方法もありますが，またEZRに読み込む手間が発生しますし，これまでにEZR上で操作した変数も元に戻ってしまいます．EZR上で変数の操作を行えば，その操作の記録も残すことができるので，変数操作はEZR上で行うことをおすすめします．

　ここでは年齢を10歳ずつで区分する変数を作成します．Survival.rdaの中のAgeという変数に年齢のデータが含まれています．まず，ドットチャートで見てみましょう．10歳代から60歳代まで幅広く分布していることがわかります．

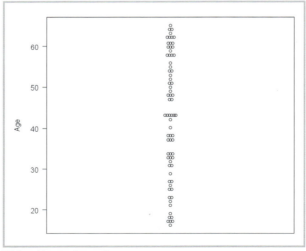

図1　ドットチャート

これを2群に分けるような場合は「アクティブデータセット」→「変数の操作」→「連続変数を区間で区分する」あるいは「変数を指定した閾値で2群に分けた新しい変数を作成する」で簡単にできますが，今回は少し頭を使う必要があります．使用するのは「アクティブデータセット」→「変数の操作」→「計算式を入力して新たな変数を作成する」なのですが，計算式をどうすればよいか考えてみましょう．10～19歳，20～29歳，・・・，60～69歳にグループ分けするとします．用いる関数はfloor()です．floor()は小数点以下を切り捨てる関数です．すると，Ageを10で割って小数点以下を切り捨てればうまく区分できますよね．計算式は floor(Age/10) でよいのです．新しい変数の名前をAge.Groupsとして，やってみましょう．

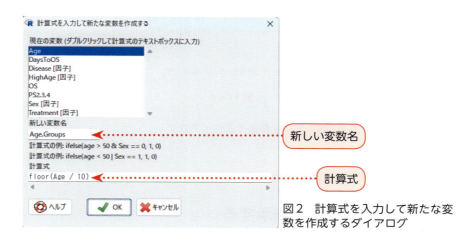

図2　計算式を入力して新たな変数を作成するダイアログ

　正しく変数ができているかを群別したドットチャートで確認しましょう．図のようにきれいに6つのグループに分かれていることがわかります．なお，この変数の作成は「アクティブデータセット」→「変数の操作」→「連続変数を指定した閾値で3群以上に分けた変数を作成する」でも可能です．

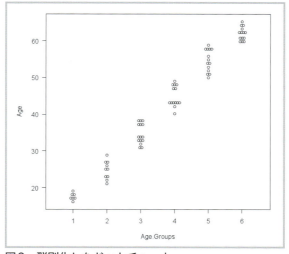

図3　群別化したドットチャート

STEP 2 グループの名前を変更する

グループに名前を付けたい場合は「アクティブデータセット」→「変数の操作」→「連続変数を因子に変換する」から操作します．変換する変数を指定して，因子水準のオプションを「水準名を指定」とすることでグループの名前を変更できます．

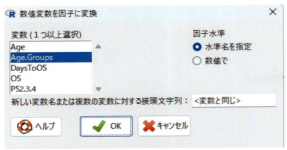

図4　数値変数を因子に変換するダイアログ

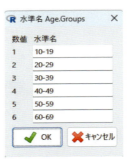

図5　水準名を指定するダイアログ

STEP 3 生存曲線を表示する

生存曲線の表示はもう簡単にできるでしょう．「統計解析」→「生存期間の解析」→「生存曲線の記述と群間の比較」ですね．群別化する変数のところに Age.Groups を指定すればOKです．

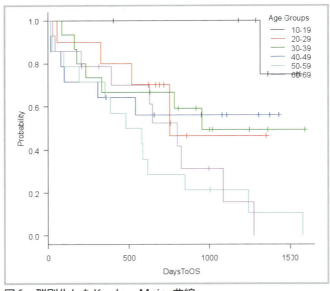

図6　群別化した Kaplan-Meier 曲線

STEP 4 応用編

　ちなみに切り上げの関数はceiling()です．四捨五入の関数はround(x, y)の書式で，xを小数点下y桁で四捨五入します．yを負数にすれば十，百の位などでの四捨五入が可能です．

```
> round(124.43, 1)
[1] 124.4
> round(124.43, 0)
[1] 124
> round(124.43, -1)
[1] 120
> round(124.43, -2)
[1] 100
```

図7　四捨五入の計算式

　ただし，通常の四捨五入とは少しちがっていて，末尾が偶数になるように四捨五入されます．例えばround(22.45, 1)は22.5ではなく22.4になります．通常の四捨五入をしたいのであれば，この例の場合，10倍して0.5を足したものをfloor()で小数点以下を切り捨て，再び10で割るという操作が必要になります．

```
> round(22.45, 1)
[1] 22.4
> floor(22.45 * 10 + 0.5) / 10
[1] 22.5
```

図8　Rの四捨五入の関数の特殊性

　これらを使用して応用編に挑戦してみましょう．年齢を5歳ずつに分けるにはどうすればよいでしょうか？最もシンプルな計算式は floor(Age / 5)でよさそうですね．15〜19歳のグループから65〜69歳のグループまで，11個のグループが作成されます．では，区切りを少し変えて16〜20歳，21〜25歳，・・・，61〜65歳にグループ分けする計算式はどうでしょう？今度は ceiling(Age / 5)ですね．floor(Age / 5)だと切り捨て計算になりますので19歳の患者さんは「3」のグループで20歳の患者さんは「4」のグループになりますが，ceiling(Age / 5)だと切り上げ計算になりますので19歳の患者さんも20歳の患者さんも同じ「4」のグループになります．あとは好みに合わせてグループの名前を変更するだけです．

A 新しい変数を作る

例題 2

疾患別にAML，ALL，MDSの順で年齢のドットチャートを表示せよ．

(サンプルファイル名：Survival.rda)

STEP 1 変数の順序の変更

　Diseaseが疾患名を表す変数です．まず，そのまま年齢(Age)のドットチャートをDiseaseで群別して表示してみましょう．すると，左から順にALL，AML，MDSの順に表示されてしまいます．これは，EZRの中ではアルファベット順に順位づけされているからです．AMLとALLは1文字目は同じなので，2文字目のMとLで比較して，LがMよりも前なので，ALL，AML，MDSの順序になるわけです．

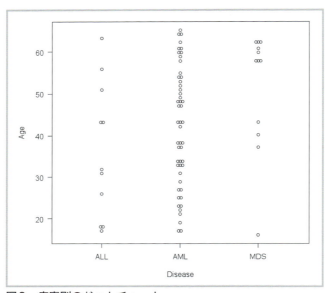

図9　疾患別のドットチャート

　しかし，この順序は強制的に変更することができます．「アクティブデータセット」→「変数の操作」→「因子水準を再順序化する」です．ここで，AMLを1番に，ALLを2番に指定すれば因子の順序を変更することができるのです．そしてもう一度ドットチャートを表示してみましょう．AML，ALL，MDSの順に表示されるはずです．

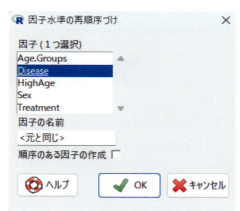
図10　因子水準の再順序づけのダイアログ

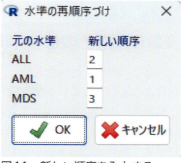
図11　新しい順序を入力する

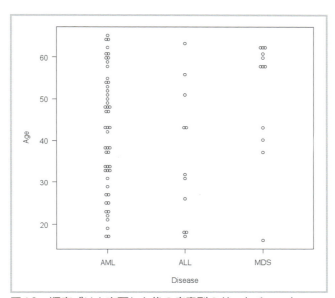
図12　順序づけを変更した後の疾患別のドットチャート

　なお，この「因子水準を再順序化する」の操作は因子に対してしか行うことができません．もし，ダイアログの変数リストに目的の変数が表示されない場合は，あらかじめ「アクティブデータセット」→「変数の操作」→「連続変数を因子に変換する」で因子に変換してから実行してください．

新しい変数を作る

COLUMN

変数作成のその他のTIPS

例題1 Placeという変数に"Tokyo"，"Kanagawa"，"Osaka"，"Fukuoka"の4種類の地名が含まれている．これを関東地方とそれ以外に分類する変数を作成する計算式は？

解答1 ifelse(Place=="Tokyo" | Place=="Kanagawa", 1, 0)

解説1 この計算式でPlaceが"Tokyo"あるいは"Kanagawa"なら1，それ以外なら0となります．条件式の「あるいは」は「|」（WindowsならShiftキーを押しながら「¥」キーを押して入力する）で表します．

例題2 Placeという変数に"Hokkaido"，"Tokyo"，"Kanagawa"，"Osaka"，"Hyogo"，"Fukuoka"の6種類の地名が含まれている．これを関東地方と関西地方とそれ以外に分類する変数を作成する計算式は？

解答2 ifelse(Place=="Tokyo" | Place=="Kanagawa","Kanto", ifelse(Place== "Osaka" | Place=="Hyogo","Kansai","Others"))

解説2 ifelse()関数を入れ子構造にします．最初の条件式のPlace=="Tokyo" | Place=="Kanagawa"が真なら"Kanto"となり，偽の場合はifelse(Place=="Osaka" | Place=="Hyogo","Kansai","Others")，すなわち，さらにPlaceが"Osaka"あるいは"Hyogo"なら"Kansai"，それ以外なら"Others"となるわけです．

例題3 Placeという変数に"Hokkaido"，"Tokyo"，"Kanagawa"，"Osaka"，"Hyogo"，"Fukuoka"の6種類の地名が含まれている．東日本と西日本に分類する変数を作成する計算式は？

解答3 ifelse(Place %in% c("Hokkaido", "Tokyo", "Kanagawa"), "East", "West")

解説3 東日本に含まれるのは"Hokkaido"，"Tokyo"，"Kanagawa"です．例題1のように「"|"」で条件式を並べてもよいのですが，ここでは演算子%in%を使ってみましょう．%in%の後にc()の括弧の中に候補を並べておくと，値がその候補の中に含まれていれば真，含まれていなければ偽となります．そこで

ifelse(Place %in% c("Hokkaido", "Tokyo", "Kanagawa"), "East", "West")

とすると，Placeが"Hokkaido"，"Tokyo"，"Kanagawa"のいずれかなら"East"，それ以外なら"West"となるのです．

例題 4　Place という変数に "Tokyo.Bunkyo", "Tokyo.Setagaya", "Tokyo.Arakawa", "Kobe.Kita", "Kobe.Nada", "Saitama.Omiya", "Saitama.Urawa" の 6 種類の地名が含まれている. 各市別に分類する変数を作成する計算式は?

解答 4　ifelse(substr(Place, 1, 5)=="Tokyo","Tokyo", ifelse(substr(Place, 1, 4)== "Kobe", "Kobe","Saitama"))

解説 4 やはり例題 1 のように「|」で条件式を並べてもよいのですが, ここでは substr() 関数を使ってみましょう. substr() 関数は文字列の一部を切り取る関数で, substr(文字列 , 開始文字番号 , 終了文字番号) とすれば, 文字列の開始文字番号から終了文字番号までの部分だけが切り取られます. 例えば substr("ABCDEFG", 3, 5) は "CDE" となります. そこで,

ifelse(substr(Place, 1, 5)=="Tokyo","Tokyo", ifelse(substr(Place, 1, 4)=="Kobe", "Kobe","Saitama"))

とすることによって各市別に分類できるのです.

例題 5　Place という変数に "Kita.Urawa", "Urawa", "Minami.Urawa", "Warabi", "Nishi.Kawaguchi", "Kawaguchi" の 6 種類の地名が含まれている. 浦和が含まれる駅とそれ以外に分類する変数を作成する計算式は?

解答 5　ifelse(regexpr("Urawa", Place)>0,"Urawa","Others")

解説 5 今度は regexpr() 関数を練習しましょう. regexpr(探す文字列 , 元の文字列) とすると, 探す文字列が元の文字列に含まれている場合はその最初の文字が何番目の文字かが結果となり, 含まれていない場合は -1 が結果として返されます. 例えば, regexpr("CDE", "ABCDEF") は 3 となりますが, regexpr("CE", "ABCDEF") は -1 です. そこで

ifelse(regexpr("Urawa", Place)>0,"Urawa","Others")

とすれば, Place に "Urawa" が含まれていれば条件式の regexpr("Urawa", Place) は 1 以上になるので真となり, "Urawa" に分類されるのです. なお, "Urawa" が含まれていない場合は "Warabi", "Nishi.Kawaguchi", "Kawaguchi" のままにしておきたい場合は少し高度な操作になりますが,

ifelse(regexpr("Urawa", Place)>0,"Urawa", as.character(Place))

とします. 先ほどの "Others" のところを元の変数の名前である Place と書くことで元の値が残されるのですが, EZR では文字列変数は自動的に因子変数に変換されています. 因子変数はその内部では各値を数値に置き換えています (例えば "ALL", "AML", "MDS" ならそれぞれ 1, 2, 3 という数値で管理されている). ゆえに, as.character() 関数を使って文字列に戻す必要があるのです.

B きれいなグラフで発表する

例題 ①
見た目の派手な生存曲線の発表スライドを作成せよ．

(サンプルファイル名：Survival.rda)

STEP 1 グラフの詳細設定

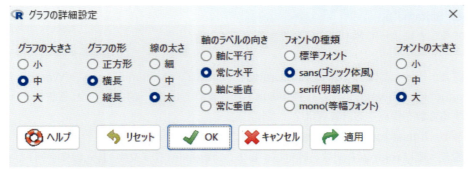

図1　グラフの詳細設定のダイアログ

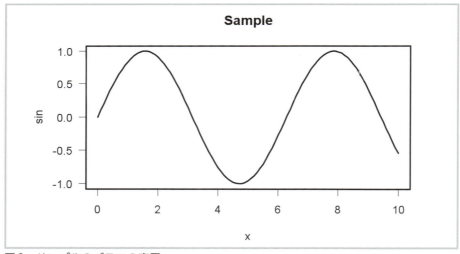

図2　サンプルのグラフの表示

　EZRはマウス操作で簡単にグラフを作成できますが，このグラフを発表用に仕上げましょう．まずは「EZRの基本的な操作方法」のところでも説明したように，グラフと表　→　グラフの詳細設定　でグラフの全体的な印象を変えることができます．「見た目の派手な」という設

題ですので，線の太さやフォントの大きさを変更してみましょう．サンプルのグラフが表示されますので，いろいろと変更しながら「適用」ボタンをクリックして調整してください．

STEP 2 グラフのオプションの指定

次に，グラフを作成するときに，ダイアログのオプションで気に入ったグラフになるように試行錯誤してみてください．特に生存曲線の描画については数多くのオプションがあります．ここでも「適用」ボタンを利用することによってイメージどおりのグラフに近づけることができます．

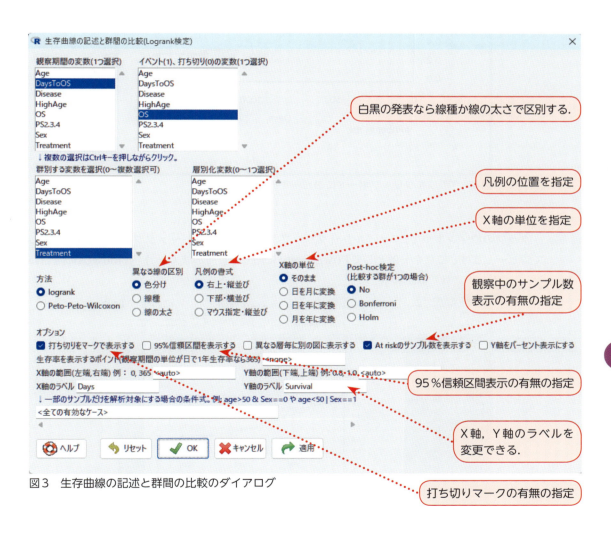

図3　生存曲線の記述と群間の比較のダイアログ

B きれいなグラフで発表する

さらに細かなところはRのスクリプトの変更で修正することができるのですが，本書では割愛します．むしろ，グラフをコピーして他のソフトで修正するほうが簡単かもしれません．

STEP 3 PowerPointなどのソフトでグラフを修正する

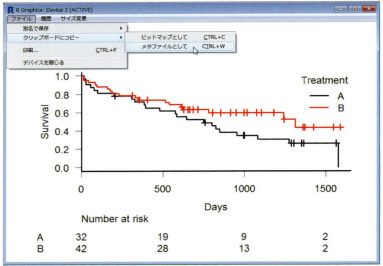

図4　グラフをクリップボードにコピーする

グラフのウィンドウで「ファイル」→「クリップボードにコピー」→「メタファイルとして」としてコピーします．これを一例としてPowerPointに貼り付けてみましょう（Windwosの場合）．

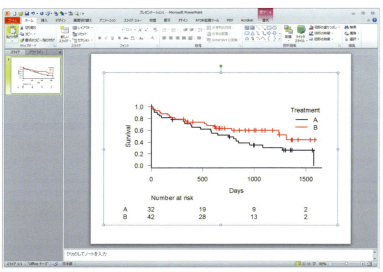

図5　PowerPointに貼り付けて修正する

● 194 ●

PowerPoint上で「貼り付け」をクリックすると，スライド上にグラフが貼り付けられます．このグラフを編集するには，まずこのグラフ上で右クリックして表示されるメニューから「図の編集」を選んでください．すると，「Microsoft Office描画オブジェクトに変換しますか？」と問われるので「はい」を選択してください．この時，図の中の部品が少しずれる場合がありますが，後で微調整できます．もう一度，グラフ上で右クリックして，メニューから「グループ化」→「グループ解除」としてください．これでグラフの中の部品を1つずつ修正することができるようになりました．例えばA群の生存曲線を太くしたければ，A群の生存曲線のところで右クリックして「図形の書式設定」を選択すると線の色，スタイルなどを変更できます．文字のフォント，大きさ，色なども自由に修正することができます．

　なお，Mac OS X版のEZRではグラフはPDF形式で保存されますが，Inkscapeなどのフリーソフトで編集することができます．

例題 ②

治療前後の変化を表すグラフを作成せよ.

(サンプルファイル名：HbA1c.rda)

STEP 1 データの事前処理

　EZRのグラフ作成機能の整列チャートで棒グラフ表示を指定することによって，がん治療の有効性評価等でしばしば用いられる「Waterfall plot（瀑状プロット）」を作成することができます．例えば治療前の腫瘍サイズをBefore，治療後の腫瘍サイズをAfterとした場合，「計算式を入力して新たな変数を作成する」でResponseという変数を(After / Before)* 100 - 100として作成し，整列チャートで棒グラフ，単調減少，Y軸下限を-100，Y軸上限を100とすると奏効率のWaterfall plotを作成できます．

　ここでは，「対応のある2群間の連続変数を比較する」で使用したサンプルファイルHbA1C.rdaを使用します．Waterfall plotでは変化量を表す変数が必要です．「対応のある2群間の連続変数を比較する」で紹介している方法で治療前後の変動値を表す変数のDifferenceを作成することができますが，ここでは変化量をパーセントで表示したいので，変化量を元の値で割って100倍しています．((AfterA - BeforeA) / BeforeA)* 100 という式になりますが，上の腫瘍サイズで紹介しているように，(AfterA / BeforeA)* 100 - 100としても同じ結果になります．

B きれいなグラフで発表する

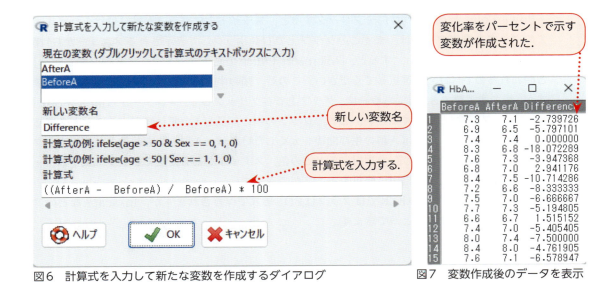

図6　計算式を入力して新たな変数を作成するダイアログ

図7　変数作成後のデータを表示

STEP 2 Waterfall plotの描画

「グラフと表」→「整列チャート」で，目的変数をDifference，グラフの種類は棒グラフ，順序は降順とします．変化の範囲が −18.1% ～ 2.9% なので，Y軸下限を-20，Y軸上限を10とすると変化量のWaterfall plotが作成されます．

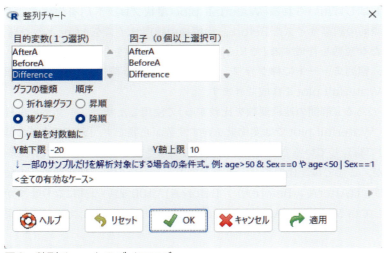

図8　整列チャートのダイアログ

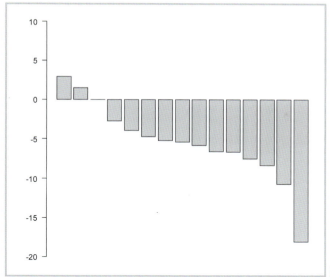

図9　Waterfall plot

STEP 3 群別化したWaterfall plotの描画

図に示すようにこのデータセットにGroupという群別化変数を加えて，この変数を群別化因子として指定すると，色分けされたWaterfall plotが示されます．実際に変数を加える作業はメニューバーの「編集」ボタンをクリックして，「列の追加」で試してみてください．

HbA1C

	BeforeA	AfterA	Difference	Group
1	7.3	7.1	-2.739726	A
2	6.9	6.5	-5.797101	A
3	7.4	7.4	0.000000	B
4	8.3	6.8	-18.072289	B
5	7.6	7.3	-3.947368	B
6	6.8	7.0	2.941176	A
7	8.4	7.5	-10.714286	B
8	7.2	6.6	-8.333333	A
9	7.5	7.0	-6.666667	A
10	7.7	7.3	-5.194805	B
11	6.6	6.7	1.515152	A
12	7.4	7.0	-5.405405	A
13	8.0	7.4	-7.500000	B
14	8.4	8.0	-4.761905	B
15	7.6	7.1	-6.578947	B

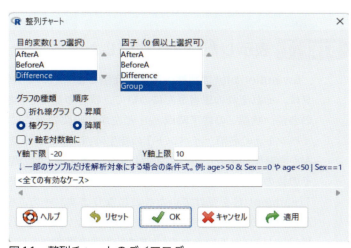

図10　グループ分けの変数を加えたデータその1

図11　整列チャートのダイアログ

B きれいなグラフで発表する

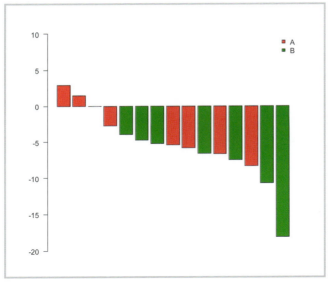

図12　群別化したWaterfall plot

例題 ③

それぞれの患者さんの時間経過に伴う状態の変化を示すグラフ（スイマープロット，Swimmer Plot）を作成せよ．

(サンプルファイル名：SwimmerPlot.rda)

STEP 1 表示したい情報に応じたデータセットの作成

　　Swimmer plotは状態の変化，発生したイベントの情報を横棒上に表すグラフです．データは，それぞれの患者さんについて，状態の変化を状態1の名前，状態1の終了時点，状態2の名前，状態2の終了時点・・・と左から時間の流れに沿って入力し，イベントについても，イベント1の名前，イベント1の発生時点，イベント2の名前，イベント2の発生時点・・・と左から時間の流れに沿って入力します．例えば1番の患者さんは12ヵ月までTreatment A，その後の27ヵ月までTreatment B，次の33ヵ月，45ヵ月まではそれぞれTreatment A，Treatment Cを受けていたことになります．一方，6番の患者さんは48ヵ月までそのままTreatment Aを受けていて治療の変更はないということになります（それ以降のデータが欠損値[NA]になっているため）．また，1番の患者さんは3ヵ月の時点でCR（完全奏効）となりましたが，25ヵ月でPD（疾患相悪）となり，29ヵ月の時点で再度CRに到達しましたが，32ヵ月でPD，そして35ヵ月でPR（部分奏効）が得られています．Censoredには最終Stateの終了時に観察を終了している場合には0，観察を継続している場合には1を入力しています（観察が継続していることを矢印で示すことが可能です）．Group1，Group2はグループ分けの変数です．

R Dataset

	State1	EndState1	State2	EndState2	State3	EndState3	State4	EndState4	Group1	Group2	Censored	Even
1	Treatment A	12	Treatment B	27	Treatment A	33	Treatment C	45	A	High	1	
2	Treatment A	23	Treatment C	28	Treatment C	35	<NA>	NA	A	Low	0	
3	Treatment A	6	Treatment C	15	Treatment B	24	<NA>	NA	B	High	0	
4	Treatment A	11	Treatment B	27	Treatment A	33	Treatment C	45	A	High	1	
5	Treatment A	23	Treatment B	30	Treatment C	44	<NA>	NA	A	Low	0	
6	Treatment A	48	<NA>	NA	<NA>	NA	<NA>	NA	B	Low	1	
7	Treatment A	15	Treatment C	24	Treatment C	40	Treatment D	56	A	Low	1	
8	Treatment B	3	Treatment C	12	Treatment A	21	Treatment C	30	B	High	1	
9	Treatment B	18	Treatment A	23	Treatment B	28	Treatment D	35	A	Low	1	
10	Treatment B	15	Treatment A	24	Treatment B	40	<NA>	NA	A	Low	1	
11	Treatment B	3	Treatment C	12	Treatment A	21	Treatment C	32	B	High	0	
12	Treatment B	18	Treatment A	23	Treatment B	28	Treatment C	40	A	Low	1	
13	Treatment B	15	Treatment A	24	Treatment C	40	Treatment D	45	A	Low	1	
14	Treatment B	3	Treatment C	12	Treatment A	21	<NA>	NA	B	High	1	
15	Treatment B	18	Treatment A	23	Treatment B	28	Treatment D	38	A	Low	1	

↓に続く

oup2	Censored	Event1	TimeEvent1	Event2	TimeEvent2	Event3	TimeEvent3	Event4	TimeEvent4	Event5	TimeEvent5	Event
High	1	CR	3	PD	25	CR	29	PD	32	PR	35	<NA
Low	0	CR	3	PD	20	Death	35	<NA>	NA	<NA>	NA	<NA
High	0	PR	13	PD	15	Death	24	<NA>	NA	<NA>	NA	<NA
High	1	CR	3	PD	25	CR	29		31	PD		<NA
Low	0	CR	3	PD	20	Death	44	<NA>	NA	<NA>	NA	<NA
Low	1	CR	13	<NA>	NA	<NA>	NA	<NA>	NA	<NA>	NA	<NA
Low	1	CR	5	PD	13	PR	18	CR	27	PD	38	F
High	1	CR	6	PD	12	PR	14	PD	20	<NA>	NA	<NA
Low	1	CR	3	PD	16	PR	19	PD	21	PR	25	<NA
Low	1	CR	5	PD	13	PR	18	CR	27	PD	38	<NA
High	0	CR	6	PD	12	Death	34	<NA>	NA	<NA>	NA	<NA
Low	1	CR	3	PD	16	PR	19	PD	21	PR	30	<NA
Low	1	CR	5	PD	13	PR	18	CR	27	PD	38	<NA
High	1	CR	6	PD	12	PR	14	<NA>	NA	<NA>	NA	<NA
Low	1	CR	3	PD	16	PR	19	PD	21	CR	25	F

図13　時間経過に伴う状態の変化やイベントの発生を入力したデータ

STEP 2 Swimmer plotの作成

　　EZRのSwimmer plotは「グラフと表」→「スイマープロット」で作成します．ダイアログでは，グラフに示す状態の名前の変数，グラフに示すイベントの名前の変数，状態を示す横棒の右端の観察継続を示す矢印の有無（0は矢印なし，1は矢印あり）を指定します．群別，並び替えも可能ですが，これらの変数には状態やイベントの名前を示す変数は使うことはできません．ここでは群別化変数として「Group2」を選択します．

B きれいなグラフで発表する

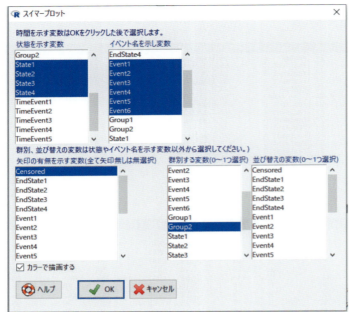

図14 スイマープロットのダイアログ

　OKをクリックした後で，それぞれの状態の終了時点の変数（EndState1～EndState4），それぞれのイベントの発生時点を示す変数（TimeEvent1～TimeEvent6）を1つひとつ順に指定していきます．

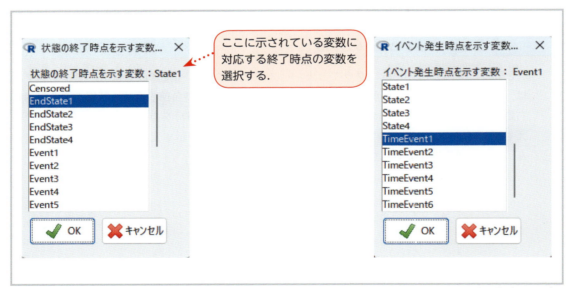

図15　状態の終了時点を示す変数を指定するダイアログ（左），イベント発生時点を示す変数を指定するダイアログ（右）

　するとSwimmer plotが表示されます．やや縦長の図になっていたので，グラフが表示されたウィンドウ全体の縦幅を縮小しました．

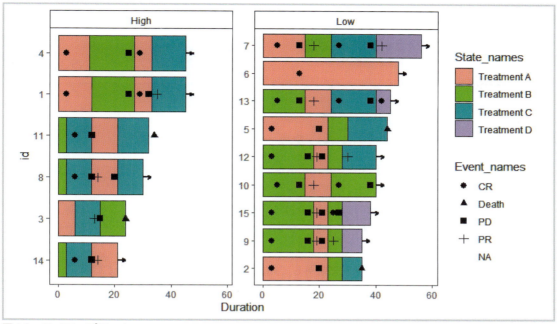

図16 スイマープロット

　もし，最初のダイアログで並び替えの変数に「EndStage1」を指定すると，図のように最初の治療変更までの期間が短い順に並び替えが行われます．

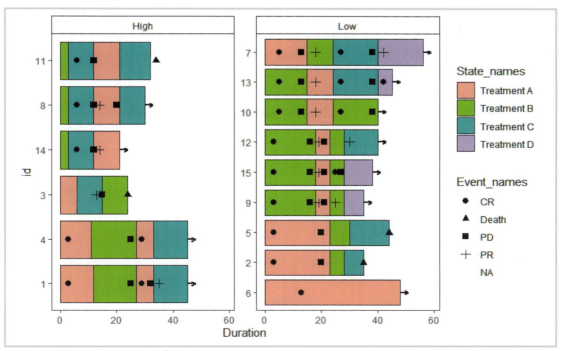

図17 並び替え後のスイマープロット

B きれいなグラフで発表する

例題 ④

CONSORTダイアグラムを作成せよ．

(サンプルファイル名：CONSORT.rda)

STEP 1 表示したい情報に応じたデータセットの作成

　CONSORTはConsolidated Standards of Reporting Trialsの略語で，主に無作為化比較試験の結果の報告のためのガイドラインです．CONSORTダイアグラム（フローチャート）は，試験に参加した被験者の流れを表す図で，不適格等での除外，割り付け，追跡，結果などをわかりやすく示すものです．しかし，無作為割付比較試験に限らず，他の研究でも役に立ちます．

　EZRではconsortパッケージを使用しています．サンプルファイルのCONSORT.Rdaには試験参加の有無を示すEntry（参加は1，不参加はNA），割り付け前の除外の有無を示すexclude1（除外は除外理由を文字で入力，除外なしはNA），割り付け群を示すarm，割り付け後の除外の有無を示すexclude2（除外は除外理由を文字列で入力，除外なしはNA），per-protocol set解析の対象群（割り付け後の除外例を除く解析対象群）を示すfollowup（解析対象は1，非対称はNA），intent-to-treat解析の対象群（割り付け後の除外例を含む対象群）を示すitt（解析対象は1，非対称はNA），最終的な結果を示すoutcome（無増悪生存，増悪，死亡のいずれか）の7変数が含まれています．

　なお，このダイアグラムの制限として，割付は1回のみしか含めることができません．また，除外節は連続することができないので，除外群を続けて表示したい場合には間に全対象患者を含む変数を挟む必要があります．また，最終的な結果も除外群として設定します．

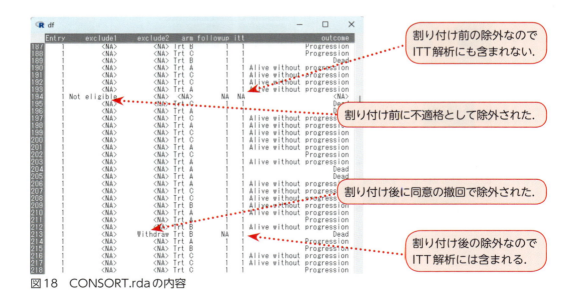

図18　CONSORT.rdaの内容

①EZRで「グラフと表」→「CONSORTダイアグラム」を選びます．すると以下のダイアログが表示されるので，最初の登録症例を示す変数，ここではEntryを選択し，節の名称（自由入力）を入力してOKをクリックします．

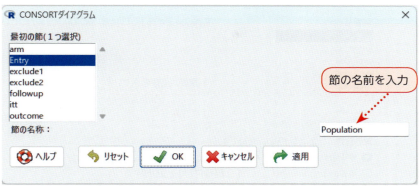

図19　CONSORTダイアグラムのダイアログ

②次に割り付け前に除外になった症例を示す変数，ここではexclude1を選択し，節の種類は「除外節（あるいは最終結果）」を選択し，節の名称（自由入力）を入力してOKをクリックします．

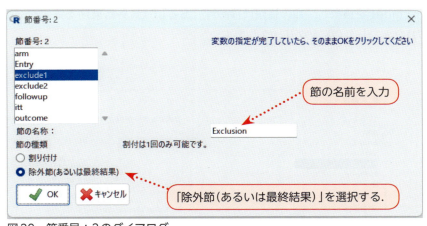

図20　節番号：2のダイアログ

③次に無作為割付けを示す変数，ここではarmを選択肢，節の種類は「割り付け」を選択し，節の名称（自由入力）を入力してOKをクリックします．

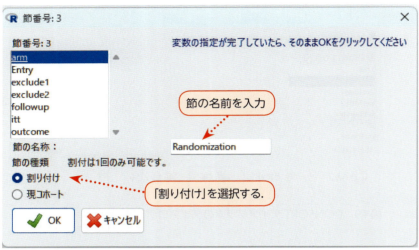

図21　節番号：3のダイアログ

④次に（per-protocol-setとして）割り付け後に除外になった症例を示す変数，ここではexclude1を選択し，節の種類は「除外節（あるいは最終結果）」を選択し，節の名称（自由入力）を入力してOKをクリックします．

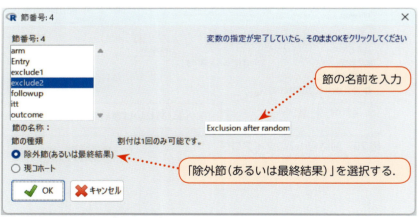

図22　節番号：4のダイアログ

⑤次に除外後の最終的な解析対照群を示す変数，ここではfollowupを選択します．除外節は連続することができないので節の種類は「現コホート」しか選択できません．節の名称（自由入力）を入力してOKをクリックします．

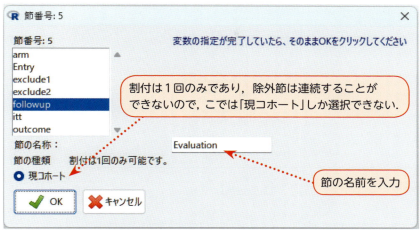

図23　節番号：5のダイアログ

⑥結果を示す必要がない場合は，このままなにも選択せずにOKをクリックして終了とすればよいのですが，最後の結果も示したいのであれば，結果を示す変数のOutcomeを選択します．結果は「除外節」の形式で表示します．

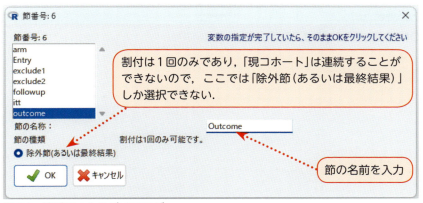

図24　節番号：6のダイアログ

⑦最後になにも選択せずにそのままOKをクリックすると入力が完了し，CONSORTダイアグラムが表示されます．全体を表示するためにウィンドウのよく幅を広げて下さい．もし，intent-to-treat解析を表示するなら，③の割付の後にITT解析対象を示す変数のitt変数を節の種類：現コホートとして選択します．結果を示す場合には最後に⑥を実行します．

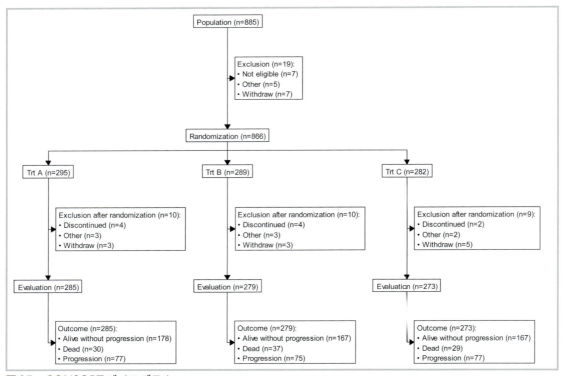

図25　CONSORTダイアグラム

例題 ⑤

状態の変化を表すサンキーダイアグラムを作成せよ．

(サンプルファイル名：SwimmerPlot.rda)

STEP 1 サンキーダイアグラムの作成

　サンキーダイアグラム(Sankey diagram)はさまざまな状態の間の変化について，各状態(節，ノード)の患者数を節の大きさ(縦棒の長さ)で表し，節と節の間の流量(患者の移動数)を線の太さで表した図です．ここではSwimmer plotの作成で使用したサンプルファイルSwimmerPlot.rdaを使用します．データの中身はSwimmer plotの作成の解説を参照してください．

①EZRで「グラフと表」→「サンキーダイアグラム」を選びます．すると以下のダイアログが表示されるので，最初の状態を表す変数(ここではState1)と次の状態を表す変数(ここではState2)を選択します．この後にも状態変化が続くので「三番目以降の節」のチェックボックスに印をつけておきます．

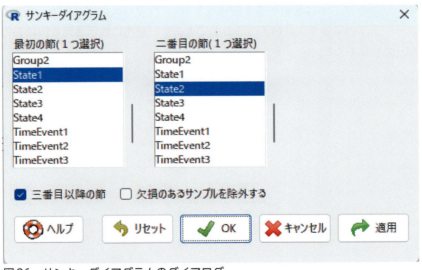

図26　サンキーダイアグラムのダイアログ

②次に3番目の状態以降について，State3，State4の順に指定します．最後になにも選択せずにOKをクリックします．

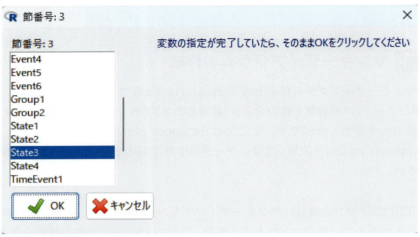

図27　節番号：3のダイアログ

③サンキーダイアグラムは標準指定しているブラウザ（Edge，Chromeなど）上に表示されます．ブラウザ上で各状態を示す縦棒をドラッグ（マウスでクリックしたまま動かす）ことによって上下の順序を入れ替えることができます．最初に表示される図は右のほうで文字が重なっていました．

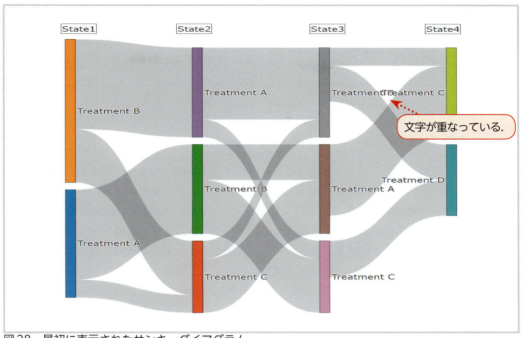

図28　最初に表示されたサンキーダイアグラム

④そこで，Treatment C，Treatment Dのノードをマウスでドラッグしての場所を下にずらすと以下の図のように見やすくなります．

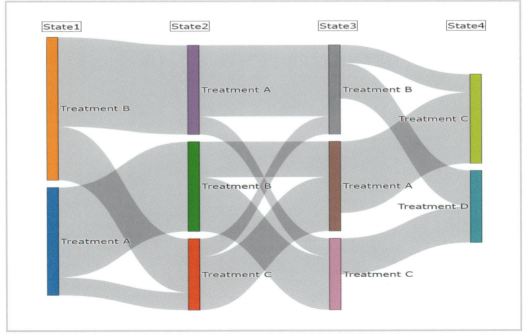

図29　修正後のサンキーダイアグラム

B きれいなグラフで発表する

例題 ⑥

サブグループ解析の結果をわかりやすく図示せよ.

(サンプルファイル名：Survival.rda)

STEP 1 フォレストプロットの作成

　臨床研究の結果として，全体の患者群における結果だけでなく，男女別，年齢別などのようにサブグループに分けた結果を示すことがあります．その際によく用いられるのがフォレストプロット（forest plot）です．フォレストプロットは元々は複数の臨床研究の結果を統合するメタアナリシスの結果を示す際によく用いられていましたが，最近はサブグループ解析結果の表示にも多用されています．ロジスティック回帰のオッズ比，比例ハザード回帰のハザード比などのサブグループ解析の結果が一目でわかるグラフです．

　EZRでも，ロジスティック回帰，比例ハザード回帰，Fine-Gray回帰にサブグループ解析のフォレストプロット表示機能が追加されています．それぞれの解析ダイアログで「サブグループ解析のForest plot」のオプションを指定することで表示できます．

　ここでは生存解析でたびたび使用していたサンプルファイルSurvival.rdaを使用します．データの中身は生存解析の解説を参照して下さい．EZRで「統計解析」→「生存期間の解析」→「生存期間に対する多変量解析（Cox比例ハザード回帰）」を選びます．すると以下のダイアログが表示されます．通常の比例ハザード回帰と同じように変数を選択するのですが，最も関心のある変数（フォレストプロットで群別比較結果を表示する変数，ここでは治療法の比較に関心があるのでTreatment）は必ず説明変数の中に含めておいてください．そして，「サブグループ解析のためのforest plotを示す」のオプションを選択しておくことでフォレストプロットの表示が可能になります．

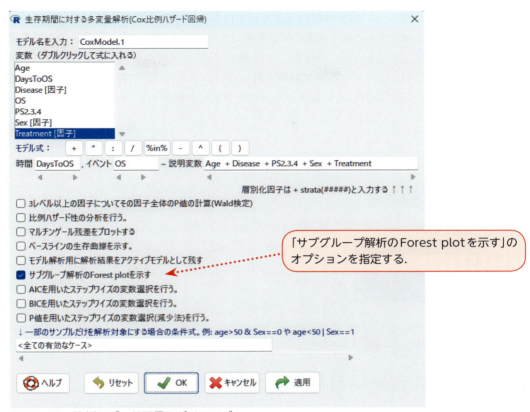

図30 Cox比例ハザード回帰のダイアログ

OKをクリックすると，解析対象の因子を選ぶダイアログが表示されます．群別比較結果を表示したい変数である「Treatment」を選択します．

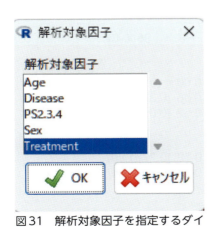

図31 解析対象因子を指定するダイアログ

211

B きれいなグラフで発表する

　次に，サブグループ解析においてグループ化するための変数を選択します．Ctrlキーを押しながらクリックすることで複数の変数を指定することが可能です．なお，ここで連続変数の「Age」を選択してしまうと，各年齢ごと（1歳ごと）にサブグループ解析が行われてしまいますので，年齢についてサブグループ解析を行いたいのであれば「生存曲線についての多変量解析を行う」（p.167）で紹介しているような方法で事前に年齢をいくつかの区間に分けておく必要があります．

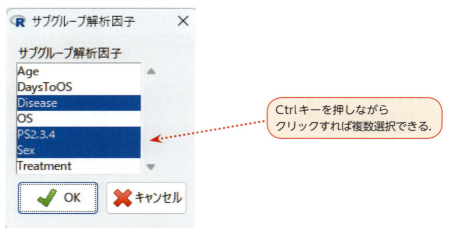

図32　サブグループ解析因子を指定するダイアログ

　「OK」をクリックすると，サブグループ解析のフォレストプロットが表示されます．「HR」はハザード比（hazard ratio）の略で，その95％信頼区間（95％CI）も示されていますので，この区間が1をまたいでいない（Hazard Ratioの横棒がHR=1の縦棒と交差していない）のであれば$P<0.05$に相当することになります．

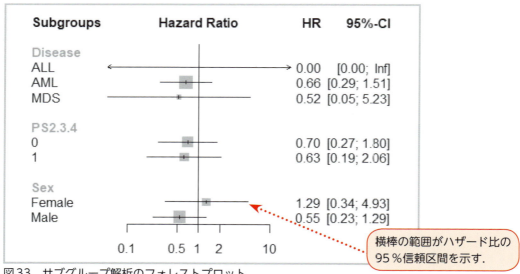

図33　サブグループ解析のフォレストプロット

このフォレストプロットで示されているのは，各サブグループでの多変量解析結果と同じです．すなわち，以下のように解析対象を限定した多変量解析で示される結果と一致します．

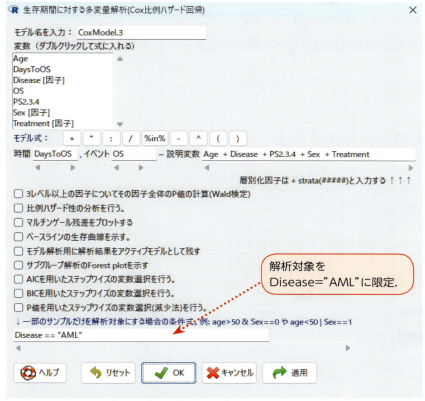

図34　Cox比例ハザード回帰のダイアログ

図35　AML症例に限定したサブグループでの多変量解析の結果

C きれいな表で発表する

例題 ①

治療群別の患者背景の表と比例ハザード解析の結果を示すスライドを作成せよ．

（サンプルファイル名：Survival.rda）

STEP 1 患者背景表を作成する

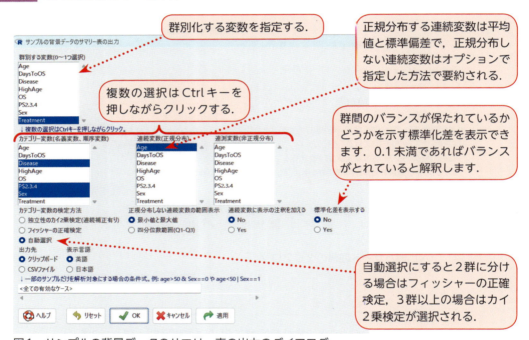

図1 サンプルの背景データのサマリー表の出力のダイアログ

図2 背景データのサマリー表

臨床研究データを発表する場合，最初に患者背景を表で示すことが多いと思います．解析を行ううえでも最初に患者背景をしっかりと把握しておくことが重要です．まずは，治療Ａと治療Ｂを受けた患者群の背景を比較する表を作成してみましょう．EZRには患者背景表を自動的に作成する機能が備わっています．吉田和樹氏が作成したtableoneパッケージを使用したもので，名義変数，連続変数をまとめて扱うことができますし，連続変数を正規分布する変数として扱うか，正規分布しない変数として扱うかなど，細かな指定が可能です．正規分布する連続変数は平均値と標準偏差で，正規分布しない連続変数は中央値と最小値と最大値（あるいは四分位範囲）で要約されます．操作は「グラフと表」→「サンプルの背景データのサマリー表の作成」です．

　出力先をクリップボードに指定していれば，表はクリップボードにコピーされますので，他のソフトウェアに貼り付けることができます．通常はまずExcelなどの表計算ソフトに貼り付けて，さらにその表の部分をコピーしてPowerPoint上で「形式を選択して貼り付け」として，「図（Windowsメタファイル）」形式で貼り付けて好きな大きさに引き延ばします．あるいは先にPowerPointのほうで表の挿入で同じ行数と同じ列数の表を用意しておいて，そこに表を貼り付け，文字の大きさなどを調整します．Mac OS Xでも同様にクリップボードを介して他のソフトウェアに貼り付けることが可能です．

Factor	Group	Treatment A	B	p.value
n		32	42	
Disease (%)	ALL	4 (12.5)	7 (16.7)	0.824
	AML	22 (68.8)	29 (69.0)	
	MDS	6 (18.8)	6 (14.3)	
PS2.3.4 (%)	0	26 (81.2)	32 (76.2)	0.777
	1	6 (18.8)	10 (23.8)	
Sex (%)	Female	16 (50.0)	16 (38.1)	0.35
	Male	16 (50.0)	26 (61.9)	
Age		47.53 (16.30)	38.81 (12.81)	0.012

図3　「図（Windowsメタファイル）」形式で貼り付けた表

Factor	Group	A	B	p.value
n		32	42	
Disease(%)	ALL	4 (12.5)	7 (16.7)	0.824
	AML	22 (68.8)	29 (69.0)	
	MDS	6 (18.8)	6 (14.3)	
PS2.3.4 (%)	0	26 (81.2)	32 (76.2)	0.777
	1	6 (18.8)	10 (23.8)	
Sex (%)	Female	16 (50.0)	16 (38.1)	0.35
	Male	16 (50.0)	26 (61.9)	
Age		47.53 (16.30)	38.81 (12.81)	0.012

図4　あらかじめPowerPointで用意した表に貼り付けることもできる

STEP 2 比例ハザード回帰解析の結果の表を作成する

比例ハザード回帰解析の結果の表も同様の作業でスライドにできます．EZRにはこのような解析結果のサマリーをクリップボードに出力する機能が組み込まれています．解析を行った直後に「グラフと表」→「解析結果のサマリー表の出力」として，Cox比例ハザード回帰を選択し，「OK」ボタンをクリックします．Cox比例ハザード回帰以外にも，ダイアログに示されている各種解析に対応しています．

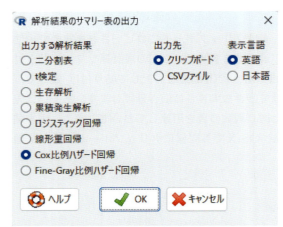

図5　解析結果のサマリー表の出力のダイアログ

```
> if(objectCheck("cox.table", objects())) w.multi(cox.table,
---------------------------------------------------------------
      Factor      |  Haza-d ratio     |      p.value
------------------+-------------------+------------------------
              Age | 1.03 ( .00-1.05)  |              0.037
  Disease[T.AML]  | 0.50 (0.19-1.29)  |               0.15
  Disease[T.MDS]  | 1.03 (0.34-3.11)  |               0.96
           PS2.3.4| 2.74 (1.26-5.95)  |              0.011
      Sex[T.Male] | 1.42 (0.73-2.76)  |                0.3
   Treatment[T.B] | 0.64 (0.32-1.29)  |               0.21
---------------------------------------------------------------
```

図6　サマリー表がクリップボードにコピーされる

	A	B	C	D
1	Factor	Hazard.ratio	p.value	
2	Age	1.03 (1.00-1.05)	0.037	
3	Disease[T.AML]	0.50 (0.19-1.29)	0.15	
4	Disease[T.MDS]	1.03 (0.34-3.11)	0.96	
5	PS2.3.4	2.74 (1.26-5.95)	0.011	
6	Sex[T.Male]	1.42 (0.73-2.76)	0.3	
7	Treatment[T.B]	0.64 (0.32-1.29)	0.21	

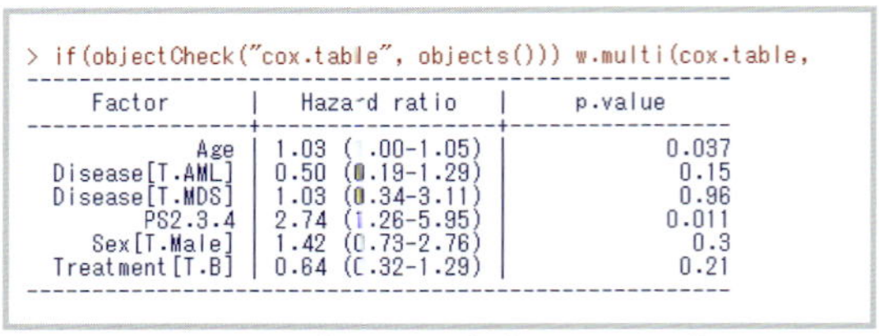

図7　サマリー表をExcelに貼り付ける

Factor	Hazard.ratio	p.value
Age	1.03 (1.00-1.05)	0.037
Disease[T.AML]	0.50 (0.19-1.29)	0.15
Disease[T.MDS]	1.03 (0.34-3.11)	0.96
PS2.3.4	2.74 (1.26-5.95)	0.011
Sex[T.Male]	1.42 (0.73-2.76)	0.3
Treatment[T.B]	0.64 (0.32-1.29)	0.21

図8　PowerPoint上で用意した表に貼り付ける

COLUMN

英語版EZR，日本語版EZR

　RやEZRの英語版と日本語版はいずれも同じプログラムを使用しています．本来はすべて英語で表示するのですが，プログラムの中で英和翻訳を行うことで日本語表示になっているのです．英語版と日本語版はWindowsであればデスクトップのショートカットのプロパティで簡単に変更できます．ショートカットを右クリックしてプロパティを開き，「ショートカット」のタブでリンク先の欄の右端に　lang=en と追加すると英語版が起動するようになります．lang=ja と追加すると日本語版が起動するようになります．langオプションを指定しない場合はPCのオペレーティングシステムの言語になります（日本語Windowsなら日本語EZR）．

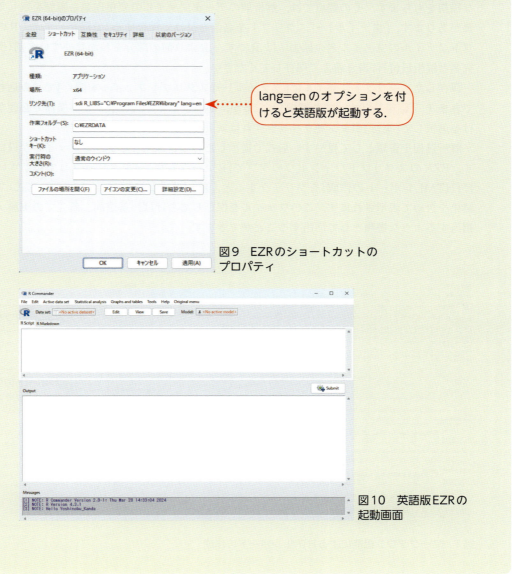

図9　EZRのショートカットのプロパティ

図10　英語版EZRの起動画面

D 解析の履歴を保存する

　EZRで解析を行っていると，マウス操作で指定した解析に対応するRのスクリプトがスクリプトウィンドウに表示されます．この内容をじっくり読んでいけばRのスクリプトの記述方法を学習することもできますし，ファイルとして保存しておけば解析の履歴を残しておくことができます．

　解析の履歴を残す作業はすべての解析者におすすめします．特に統計解析の初心者の場合は解析履歴のファイルを上級者に見てもらうことで解析が正しく行われているかどうかを確認することができます．また，上級者にとっても解析が正しく行われたことの証拠書類として重要な役割をもちます．その観点では，解析前のデータファイルの変更作業も履歴を残しておく必要があります．「ファイル」→「スクリプトを名前を付けて保存する」で保存します．Rのスクリプトファイルのファイル名の拡張子は.Rです．.Rより前の部分をわかりやすい名前（例えば研究名と解析日付）に書き換えて保存してください．

　保存したスクリプトファイルは「ファイル」→「スクリプトファイルを開く」で読み込むことができます．「編集」→「すべてを選択」とするか，あるいはマウスのドラッグ操作で必要な部分だけを選択して「実行」ボタンをクリックすれば統計解析作業が再現されます．

　解析過程を書類として見やすい形式で提示したい場合はマークダウンファイルが役に立ちます．EZRのスクリプトウィンドウのタブで「Rマークダウン」をクリックしてください．さらに「HTMLレポートの作成」をクリックすると，解析過程がHTML形式（WEB形式）で命令と結果を含めて表示されます．このファイルを保存しておけば，基礎的な研究での実験ノートに相当するような書類として活用することができます．

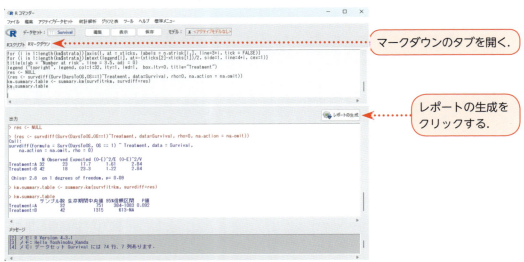

図1　マークダウン機能によるHTMLレポートの作成

```
> n.atrisk <- nrisk(km, xticks)
> for (i in 1:length(km$strata)){axis(1, at = xticks, labels = n.atrisk[i,], line=3+i, tick = FAL
> for (i in 1:length(km$strata)){mtext(legend[i], at=-(xticks[2]-xticks[1])/2, side=1, line=4+i,
> title(xlab = "Number at risk", line = 3.5, adj = 0)
> legend ("topright", legend, col=1:32, lty=1, lwd=1,  box.lty=0, title="Treatment")
```

plot of chunk unnamed-chunk-4

```
> res <- NULL
> (res <- survdiff(Surv(DaysToOS,OS==1)~Treatment, data=Survival, rho=0, na.action = na.omit))
```

```
Call:
survdiff(formula = Surv(DaysToOS, OS == 1) ~ Treatment, data = Survival,
    na.action = na.omit, rho = 0)

             N Observed Expected (O-E)^2/E (O-E)^2/V
Treatment=A 32       23     17.7      1.61      2.84
Treatment=B 42       18     23.3      1.22      2.84
```

図2　HTML形式の解析書類
解析の命令（スクリプト）と結果が交互に表示される.

論文で使用統計ソフトについて記載する

　学術論文で統計解析方法を記述する際には使用した統計解析ソフトを明らかにする必要があります．その際には以下の文章を参考にしてください．また，参考文献として以下に示す論文を引用してください．この論文はOpen accessになっていますので，無料で閲覧することができます．この論文の引用回数は2023年12月時点で1万回を超えています．

▶英文論文の記述例

　All statistical analyses were performed with EZR (Saitama Medical Center, Jichi Medical University, Saitama, Japan), which is a graphical user interface for R(The R Foundation for Statistical Computing, Vienna, Austria). More precisely, it is a modified version of R commander designed to add statistical functions frequently used in biostatistics.

▶和文論文の記述例

　すべての統計解析にはEZRを使用した．EZRはRおよびRコマンダーの機能を拡張した統計ソフトウェアであり，自治医科大学附属さいたま医療センターのホームページで無償配布されている．

▶引用する文献

　Kanda Y. Investigation of the freely available easy-to-use software 'EZR' for medical statistics. Bone Marrow Transplant. 2013;48(3):452-458.

▶この論文の閲覧ページ

　https://www.nature.com/articles/bmt2012244.pdf

付　録

A　EZRの解析機能一覧

B　サンプルファイル一覧

C　おすすめの資料
　　　　～本書を読み終えて，次のステップに進むために～

EZRの解析機能一覧

①名義変数の解析

- 頻度分布
- 比率の信頼区間の計算
- 1標本の比率の検定
- 2群の比率の差・比率の比の信頼区間の計算
- 分割表の直接入力と解析
- 分割表の作成と群間の比率の比較
  （カイ2乗検定，Fisherの正確検定）
  多重比較（Bonferroni法，Holm法）
- 対応のある比率の比較（McNemar検定）
- 対応のある3群以上の比率
  （Cochran Q検定）
- 比率の傾向の検定（Cochran-Armitage検定）
- 二値変数に対する多変量解析
  （ロジスティック回帰）
- 順序変数に対する多変量解析
  （順序ロジスティック回帰）
- 多項ロジスティック回帰

②連続変数の解析

- 連続変数の要約
- 外れ値の検定と除外（Smirnov-Grubbs検定）
- 正規性の検定（Kolmogorov-Sminov検定）
- 平均値の信頼区間の計算
- 1標本平均値のt検定
- 2群の等分散性の検定（F検定）
- 2群間の平均値の比較（t検定）
- 対応のある2群間の平均値の比較
  （paired t検定）
- 3群以上の等分散性の検定（Bartlett検定）
- 3群以上の間の平均値の比較
  （一元配置分散分析 one-way ANOVA）
- 対応のある2群以上の間の平均値の比較
  （反復測定分散分析）
- 複数の因子での平均値の比較
  （多元配置分散分析 multi-way ANOVA）
- 連続変数で補正した2群以上の間の平均値の比較（共分散分析 ANOVA）
- 相関係数の検定（Pearsonの積率相関係数）
- 線形回帰（単回帰，重回帰）

- 線形混合効果モデル

③連続変数の解析（ノンパラメトリック）

- 2群間の比較（Mann-Whitney U検定）
- 対応のある2群間の比較
  （Wilcoxon符号付順位和検定）
- 3群以上の間の比較（Kruskal-Wallis検定）
  多重比較（Bonferroni法，Holm法，
  Steel-Dwass法，Steel法）
- 対応のある3群以上の間の比較
  （Friedman検定）
  多重比較（Bonferroni法，Holm法）
- 連続変数の傾向の検定
  （Jonckheere-Terpstra検定）
- 相関係数の検定（Spearmanの順位相関係数）

④生存期間の解析

- 生存曲線の記述と群間の比較（Logrank検定）
- 生存期間の傾向の検定（Logrank trend検定）
- 可逆性イベントの生存解析と累積発生率
- 生存期間に対する多変量解析
  （Cox比例ハザード回帰）
- 時間依存性変数を含む生存期間に対する
  多変量解析（Cox比例ハザード回帰）
- 累積発生率（競合イベントを含む）の記述と
  群間の比較（Gray検定）
- 累積発生率（競合イベントを含む）に対する
  多変量解析（Fine-Gray比例ハザード回帰）
- 時間依存性変数を含む累積発生率に対する
  多変量解析（Fine-Gray比例ハザード回帰）

⑤検査の正確度の評価

- 定性検査の診断への有用性の評価
- 2つの定性検査の一致度の評価（Kappa係数）
- 陽性適中率，陰性適中率の計算
- 定量検査の診断への有用性の評価（ROC曲線）
- 2つのROC曲線のAUCの比較
- 生存曲線に対するROC曲線解析
- 質問項目の信頼性の評価
  （Cronbachのα信頼性係数）

⑥マッチドペア解析

- マッチさせたコントロールの抽出
- マッチさせたサンプルの比率の比較
    （Mantel-Haenzel検定）
- マッチさせたサンプルの比率の比較
    （条件付ロジスティック回帰）
- マッチさせたサンプルの生存率の比較
    （層別化比例ハザード回帰）

⑦メタアナリシスとメタ回帰

- 比率の比較のメタアナリシスとメタ回帰
- 平均値の比較のメタアナリシスとメタ回帰
- ハザード比のメタアナリシスとメタ回帰
- ネットワークメタアナリシス

⑧必要サンプルサイズの計算

- 閾値奏効率，期待奏効率からの
    サンプルサイズの計算
- 1群の比率の信頼区間をある幅に
    おさめるためのサンプルサイズの計算
- 1群の比率を既知の比率と比較するための
    サンプルサイズの計算
- 1群の比率を既知の比率と比較するための
    検出力の計算
- 2群の比率の比較のためのサンプルサイズの
    計算
- 2群の比率の比較のための検出力の計算
- 2群の比率の比較(非劣性)のための
    サンプルサイズの計算
- 無作為化第2相試験におけるselection
    designでのサンプルサイズの計算
- 1群の平均値の信頼区間をある幅に
    おさめるためのサンプルサイズの計算
- 2群の平均値の比較のための
    サンプルサイズの計算
- 2群の平均値の比較のための検出力の計算
- 2群の平均の比較(非劣性)のための
    サンプルサイズの計算
- 対応のある2群の平均値の比較のための
    サンプルサイズの計算
- 対応のある2群の平均値の比較のための
    検出力の計算

- 2群の生存曲線の比較のための
    サンプルサイズの計算
- 2群の生存曲線の比較のための検出力の計算
- 2群の生存曲線の比較(非劣性)のための
    サンプルサイズの計算

⑨グラフと表

- 棒グラフ(頻度)
- 円グラフ(頻度)
- 幹葉表示
- ヒストグラム
- QQプロット
- 棒グラフ(平均値)
- 折れ線グラフ(平均値)
- 反復測定データの折れ線グラフ
- 箱ひげ図
- ドットチャート
- 整列チャート
- スイマープロット
- サンキーダイアグラム
- CONSORTダイアグラム
- 散布図
- 散布図行列
- 他の因子で調整した生存曲線の表示
- 他の因子で調整した累積発生曲線の表示
- 競合するイベントの累積発生率を
    積み重ねて表示
- グラフの詳細設定
- グラフの色の系統の変更
- グラフの色の詳細設定
- サンプルの背景データのサマリー表の出力
- 解析結果のサマリー表の出力

⑩Rコマンダーに組み込まれている統計解析(EZRの標準メニューから選択)

- 主成分分析
- 因子分析
- クラスタ分析
- 多項ロジットモデル
- 順序回帰モデル

など

付録

B サンプルファイル一覧

サンプルファイルは https://www.jichi.ac.jp/saitama-sct/SaitamaHP.files/sample.html から
ダウンロードできます.

TreatmentA.rda（1つの名義変数の要約）	>>>	p.60
TreatmentAB.rda（2つの名義変数の要約，独立した2群の比率の比較）	>>>	p.65, 90
TreatmentBeforeAfterB.rda（対応のある2群の比率の比較）	>>>	p.94
Eye.rda（比率についての多変量解析）	>>>	p.150
sIL2R.rda（連続変数の要約）	>>>	p.70, 79
HbA1c.rda（対応のある2群の平均値の比較）	>>>	p.106, 195
OralCare.rda（対応のある2群の中央値の比較）	>>>	p.112
Cholesterol.rda（独立した2群の平均値の比較）	>>>	p.98
Uprotein.rda（独立した2群の順序変数の比較）	>>>	p.103
Hb.rda（2つの因子で群別化した平均値の比較）	>>>	p.124
FVC.rda（2つの連続変数の相関の評価）	>>>	p.138
TestStrips.rda（2つの順序変数の相関の評価）	>>>	p.141
LDH.rda（独立した3群以上の平均値の比較）	>>>	p.114, 121
Neutropenia.rda（対応のある3群以上の平均値の比較）	>>>	p.130, 135
Survival.csv（生存解析のための CSV 形式のファイル）	>>>	p.48
Survival.rda（生存解析）	>>>	p.84, 144, 166, 184, 188, 192, 210, 214
NewTest.rda（定量検査の診断への特性の評価）	>>>	p.178
SwimmerPlot.rda（Swimmer Plot の作成）	>>>	p.198, 207
CONSORT.rda（CONSORT ダイアグラム，サンキーダイアグラムの作成）	>>>	p. 202

C おすすめの資料
～本書を読み終えて次のステップに進むために～

①EZRのより高度な学習

EZRでやさしく学ぶ統計学改 訂第3版～EBMの実践から臨床研究まで～，神田善伸著，中外医学社，2020年

②医学領域以外でのEZRの復習（初心者対象）

サラっとできる！フリー統計ソフトEZR（Easy R）でカンタン統計解析，神田善伸著，オーム社，2020年

③Rのプログラミングの学習

1. Rによる統計処理，青木繁伸，http://aoki2.si.gunma-u.ac.jp/R/
2. R入門（Venables WN，Smith DM，the R Development Core Team著R-introの和訳），https://cran.r-project.org/doc/contrib/manuals-jp/R-intro-170.jp.pdf
3. Rコマンダー入門（Fox J，Bouchet-ValatM）EZRで「ヘルプ」→「Rコマンダー入門」
4. 保健・医療研究の進め方入門，中澤港，https://minato.sip21c.org/ebhc/ebhc-text.pdf
5. Rによる医療統計学　原書2版，Dalgaard P著，岡田昌史監訳，丸善，2017年

④統計学，臨床研究についての学習

1. ゼロから始めて一冊でわかる！みんなのEBMと臨床研究，神田善伸著，南江堂，2016年
2. EZRでやさしく学ぶ統計学 改訂第3版～EBMの実践から臨床研究まで～，神田善伸著，中外医学社，2020年
3. 数学いらずの医科統計学 第2版，Motulsky著，津崎晃一訳，メディカルサイエンスインターナショナル，2011年
4. 医学的研究のデザイン―研究の質を高める疫学的アプローチ― 第4版，Hulley SB, Cummings SR, Browner WS, Grady DG，Newman TB著，木原雅子，木原正博訳，メディカルサイエンスインターナショナル，2014年
5. 医学的研究のための多変量解析 第2版，Katz MH著，木原雅子，木原正博監訳，メディカルサイエンスインターナショナル，2020年

付録

INDEX

英数

.rda 46
32ビット版 25
64ビット版 25
95％信頼区間 6
αエラー 9
βエラー 9
％in％ 190

A・B
AIC 171
as.character() 191
Bartlett検定 117
Bonferroni法 12, 120

C
c() 190
Calc 16
ceiling() 187
CONSORT 202
CONSORTダイアグラム（フローチャート） 202
Cox比例ハザード回帰 166
CRAN(Comprehensive R Archive Network) 26, 30
CSV形式 18
C統計量 181

D・E
Dunnett法 12, 120
Excel 16, 44
Excel形式 18
EZR(Easy R) 22
EZRの終了 41
EZRの設定 39

F
Fisherの正確検定 90
floor() 185
Friedman検定 130
F検定 102, 158

G・H
Greenhouse-Geisser法 134
Holm法 12, 120
HR 212
HTMLレポート 218
Huynh-Feldt法 134

I・J
ifelse() 55, 190
Inkscape 195

K・L
Kaplan-Meier曲線 84
Kolmogorov-Smirnov検定 73
Kruskal-Wallis検定 114
logrank検定 144

M・N
Mann-Whitney U検定 98
McNemar検定 94
MDI 27
Microsoft Office描画オブジェクト 195
NA 18, 51

P・Q
PDF 195
Pearsonの相関係数 138
PowerPoint 194
P値 8
QQプロット 76

R
R Console 28, 34
regexpr() 191
ROC曲線 178
ROC曲線下面積 181
round(x, y) 187
Rコマンダー 22, 34
Rマークダウン 37, 218

S
Score検定 170
SDI 27
Shapiro-Wilk検定 73
Shift_JIS 18
Spearmanの順位相関係数 138
Steel-Dwass法 123
Steel法 123
substr() 191
Swimmer plot 198, 199
S言語 22

T・U
Tukey-Kramer法 12, 120
Tukey法 12, 120
t検定 98
UTF-8 18

W・X・Z
Wald検定 166
Waterfall plot（瀑状プロット） 195
Welch検定 98, 114
Wilcoxon符号付順位和検定 106
X11 30
z検定 170

かな

あ
アクティブデータセット 36
アルファベット順 130
アンインストール 23

い
閾値 178
一元配置分散分析 114
一般化Wilcoxon検定 144
イベント 4
因果関係 11
因子 50
因子水準 188
インストール 22
陰性的中率 174
陰性尤度比 175

インポート　44

う・え
打ち切り　4, 84
英語版EZR　217
円グラフ　6, 63
演算子　17, 56

お
オッズ　177
オッズ比　155, 177
オプション　39

か
カイ2乗検定　90
回帰　143
回帰係数　164
学術論文　220
片側検定　10
カテゴリー化　52
カテゴリー変数　4
患者背景表　214
関数　56
管理者として実行する　25

き
偽陰性　174
幾何平均値　83, 119
棄却　8
帰無仮説　8
球面性　130
偽陽性　174
曲線相関　143
切り上げ　187
切り捨て　185

く
偶然誤差　14
区間推定　6
グラフのオプション　193
グラフの詳細設定　39
グレイスケール　40

け
計算式　55
系統誤差　14
欠損値　18, 51
検出力　9
検定　8

こ
交互作用　124, 128, 130
後方視的研究　15
交絡　14
交絡因子　15
誤差　14
個体間要因　135
個体内要因　135

さ
最終転帰　84
作業フォルダー　25
サブグループ解析　15, 153
サンキーダイアグラム（Sankey
　　diagram）　207
参考文献　220
残差　163
散布図　6
サンプルファイル　42

し
四捨五入　187
実数　50
重回帰　158
重相関係数　163
従属変数　157
受信者動作特性試験（receiver op-
　　erating characterictic：ROC）
　　曲線　178
出力ウィンドウ　35, 37
順序変数　4, 60
条件式　57
情報バイアス　14
ショートカット　25
真陰性　174
診断精度　174

す
真陽性　175
信頼区間　6

す
スイマープロット　198, 199
スクリプト　22, 218
スクリプトウィンドウ　35, 37
スクリプトファイル　218

せ
正規QQプロット　75
正規分布　73
正規分布曲線　74
整数　50
生存期間　4, 84
生存期間の中央値　86
生存率　84
説明変数　157
全角文字　16
線形相関　143
選択バイアス　14
尖度（kurtosis）　73

そ
相関　11, 143
相関関係　173
相関係数　138
相関の強さ　141
相殺効果　129
相乗効果　129
相対危険度　177
層別化解析　15, 154

た
第I種の過誤　9
第II種の過誤　9
ダイアログ　38
対応のあるt検定　106
対数正規分布　81
対数変換　81
多重共線性　150, 158, 173
多重線形回帰　158

多重代入法(multiple imputation)　51

多重比較　12, 120

多変量解析　15, 157

多変量分散分析　134

ダミー変数　150, 156

ち

中央値　6, 70

抽出　57

直線相関　143

て

定性検査　174

ティックマーク　85

定量検査　178

データセットの名前　44

データファイル　44

データファイル作成　16

データフォルダー　25, 30

適用　38

出口調査　2

テスト後オッズ　175

テスト前オッズ　175

点推定値　6

と

統計解析　2

統計学的仮説検定　8

統計学的な検出力($1-\beta$)　9

等号　56

等分散性　102

独立変数　157

独立変数の選択　173

ドットチャート　76

に・の

二元配置分散分析　124

二値変数　4

二分割表　66

日本語版EZR　217

ノンパラメトリック　52

ノンパラメトリック検定　10, 105

は

パーセンタイル(percentile)値　71

バイアス　14, 157

箱ひげ図　6, 76

ハザード　172, 212

ハザード比　171

ハザード比の95％信頼区間　171

外れ値　52

パッケージ　22, 159

パッケージインストーラ　30

反復測定分散分析　130

ひ

ヒストグラム　6

日付　17

否定等号　56

標準化差　214

標準誤差　77

標準偏差　6, 70, 72

比率　60

比率の差の信頼区間　67

比率の信頼区間　61

比例ハザード性　144, 166, 172

ふ

フォレストプロット(forest plot)　210

不偏標準偏差　72

分割表　6

分散拡大要因(VIF)　156, 164

分散分析表　127

へ

平均値　6

べき乗　119, 133

編集　48

変数の種類　4

変数の定義　16

変数名　17, 130

ほ

棒グラフ　63

母集団　2

保存　59

ま

マークダウン　218

前向き臨床試験　15

マッチング　15

む・め

無作為割付比較試験　15

名義変数　4, 60

メッセージウィンドウ　35, 37

も

盲検化　15

目的変数　157

文字コード　18

文字列　50

モデル　157

ゆ

有意水準(α)　8

尤度比検定　150, 166, 170

有病率　174

よ

陽性的中率　174

陽性尤度比　175

要約　6, 60, 70

四分位点　70

四分位範囲　72

ら・り

ライセンス　34

離散変数　4

リセット　38

両側検定　10

履歴　218

れ・ろ・わ

連続性補正　93

連続変数　4, 50, 70, 98

ロジスティック回帰　150

歪度(skewness)　73

著者略歴

神田 善伸（かんだ よしのぶ）

平成 3 年	東京大学医学部医学科卒業
平成 3 年	東京大学医学部附属病院内科研修医
平成 4 年	JR東京総合病院内科研修医
平成 6 年	都立駒込病院血液内科医員
平成 9 年	東京大学大学院医学系研究科卒業
平成 9 年	東京大学医学部附属病院無菌治療部医員
平成 10 年	国立国際医療センター血液内科医員
平成 12 年	国立がんセンター中央病院幹細胞移植療法室医員
平成 13 年	東京大学医学部附属病院無菌治療部助手
平成 17 年	東京大学医学部附属病院血液・腫瘍内科講師
平成 19 年	自治医科大学総合医学第一講座・同附属さいたま医療センター血液科教授
平成 26 年	自治医科大学内科学講座血液部門・同附属病院血液科教授（兼任）

初心者でもすぐにできる
フリー統計ソフトEZR（Easy R）で誰でも簡単統計解析（改訂第 2 版）

2014 年 11 月 10 日	第 1 版第 1 刷発行	著　者　神田善伸
2020 年 12 月 20 日	第 1 版第 7 刷発行	発行者　小立健太
2024 年 10 月 10 日	改訂第 2 版発行	発行所　株式会社 南 江 堂

〒113-8410 東京都文京区本郷三丁目 42 番 6 号
☎（出版）03-3811-7198 （営業）03-3811-7239
ホームページ https://www.nankodo.co.jp/

印刷・製本 公和図書
装丁 渡邊真介

Easy Statistical Analysis Using Free Software EZR（Easy R）, 2nd edition
© Nankodo Co., Ltd., 2024

定価はカバーに表示してあります.
落丁・乱丁の場合はお取り替えいたします.
ご意見・お問い合わせはホームページまでお寄せください.

Printed and Bound in Japan
ISBN978-4-524-21861-5

本書の無断複製を禁じます.

JCOPY〈出版者著作権管理機構 委託出版物〉

本書の無断複製は，著作権法上での例外を除き禁じられています. 複製される場合は，そのつど事前に，出版者著作権管理機構（TEL 03-5244-5088，FAX 03-5244-5089，e-mail: info@jcopy.or.jp）の許諾を得てください.

本書の複製（複写，スキャン，デジタルデータ化等）を無許諾で行う行為は，著作権法上での限られた例外（「私的使用のための複製」等）を除き禁じられています. 大学，病院，企業等の内部において，業務上使用する目的で上記の行為を行うことは私的使用には該当せず違法です. また私的使用のためであっても，代行業者等の第三者に依頼して上記の行為を行うことは違法です.